보기만 해도 눈이 좋아진다

김현영 옮김

수원대학교 중국학과 졸업하였다. 현재 번역 에이전시 엔터스코리아에서 출판기획 및 일본어 전문 번역가로 활동하고 있다.

주요 역서로는 《오래 살고 싶으면 감기에 걸려라》, 《초정력》, 《기묘한 DNA도서관》, 《30일 기적의 공부법》, 《편지로 읽는 세계사》, 《처음 하는 레이스 손뜨개 A to Z》 등 다수가 있다.

NAGAMERUDAKEDE MEGA YOKUNARU GANTORE by Sawako Hibino & Rui Hiramatsu
Copyright©2017 Sawako Hibino & Rui Hiramatsu
All rights reserved.
Original Japanese edition published by DAIWASHOBO CO., LTD.
Korean translation copyright©2018 by SiganGwaGonggansa
This Korean edition published by arrangement with DAIWASHOBO CO., LTD.
through HonnoKizuna, Inc., Tokyo, and EntersKorea Co., Ltd.

이 책의 한국어판 저작권은 (주)엔터스코리아를 통한 저작권사와의 독점 계약으로 시간과공간사가 소유합니다.
신 저작권법에 의하여 한국 내에서 보호를 받는 저작물이므로
무단전재와 무단복제를 금합니다.

보기만 해도
눈이
좋아진다

- 일본안티에이징의학 전문의 **히비노 사와코** 지음
- 김현영 옮김

시간과공간사

보기만 해도 눈이 좋아진다
이 책을 보는 방법

> 매일 이 책을 보면 눈의 피로, 근시, 노안의 90퍼센트가 회복된다!

안구 시력 = '초점 조절을 담당하는 근육'을 단련할 수 있다!

우리 눈에는 모양체근이라는 근육이 있는데, 이 근육이 수정체의 두께를 조절하여 초점을 맞춥니다. 근시나 노안은 이 근육의 기능이 저하되어 일어나며, 매일 눈 트레이닝을 하면 이 근육이 단련되어 시력이 회복됩니다.

뇌내 시력을 단련할 수 있다!

빛의 명암이나 색채를 판단하는 시신경의 기능 또는 눈에 들어온 정보 전달 능력은 나이가 들면 당연히 줄어들 수밖에 없습니다. 하지만 꾸준히 눈 트레이닝을 하면 뇌가 자극을 받아 시력이 회복됩니다.

6~71쪽의 눈 트레이닝을 실천할 때는

① 책을 약 40~60센티미터 정도 떨어뜨려 놓고 밝은 곳에서 바라보세요.
② 트레이닝을 할 때마다 회당 10초~30초 정도 바라보세요.
  1분 정도 바라보아도 괜찮습니다. 꾸준히 반복하는 것이 중요합니다.
③ 안경이나 콘택트렌즈를 착용한 상태에서 하셔도 좋습니다.

※저자가 운영하는 클리닉의 경험 수치입니다.

Training

글자 크기가 다른 알파벳을 순서대로 찾아보세요.

머리는 움직이지 말고, 글자 크기가 다른 알파벳 'A~Z'를 눈으로만 순서대로 빠르게 찾아보세요.

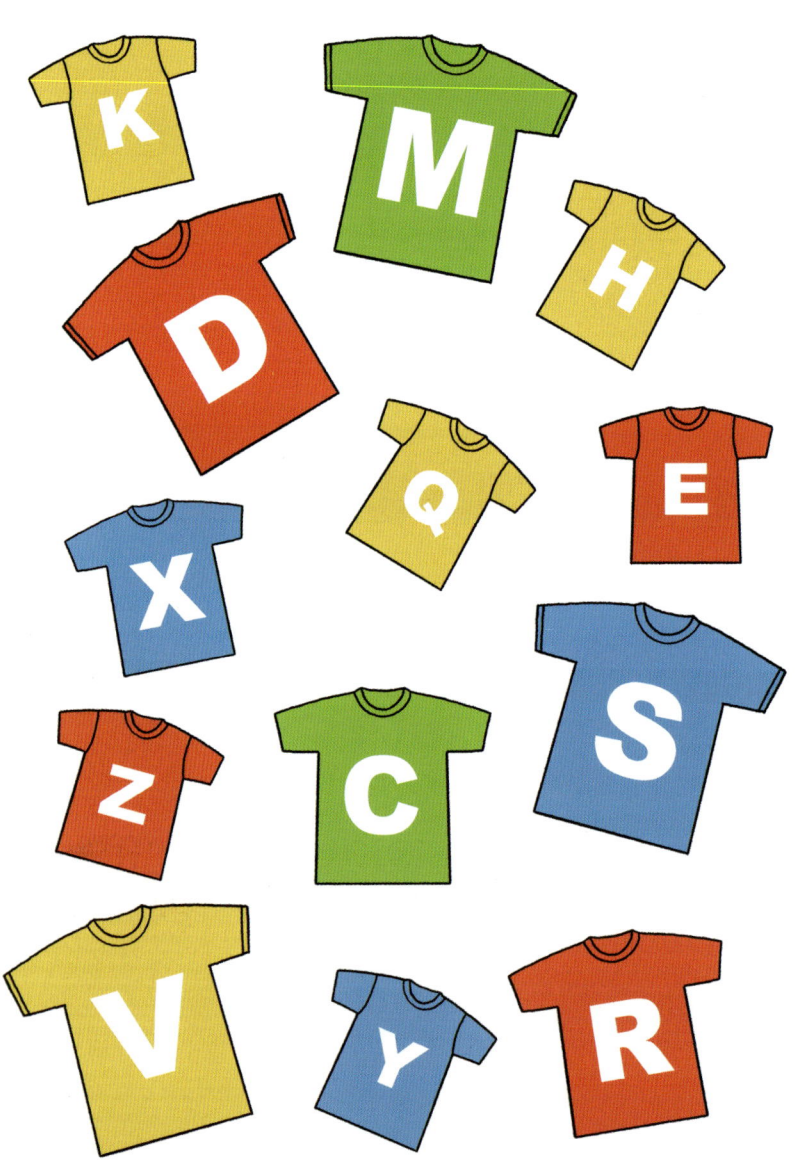

머리는 움직이지 말고 눈으로만 찾으세요.
1분 안에 다 찾는 것이 목표입니다.

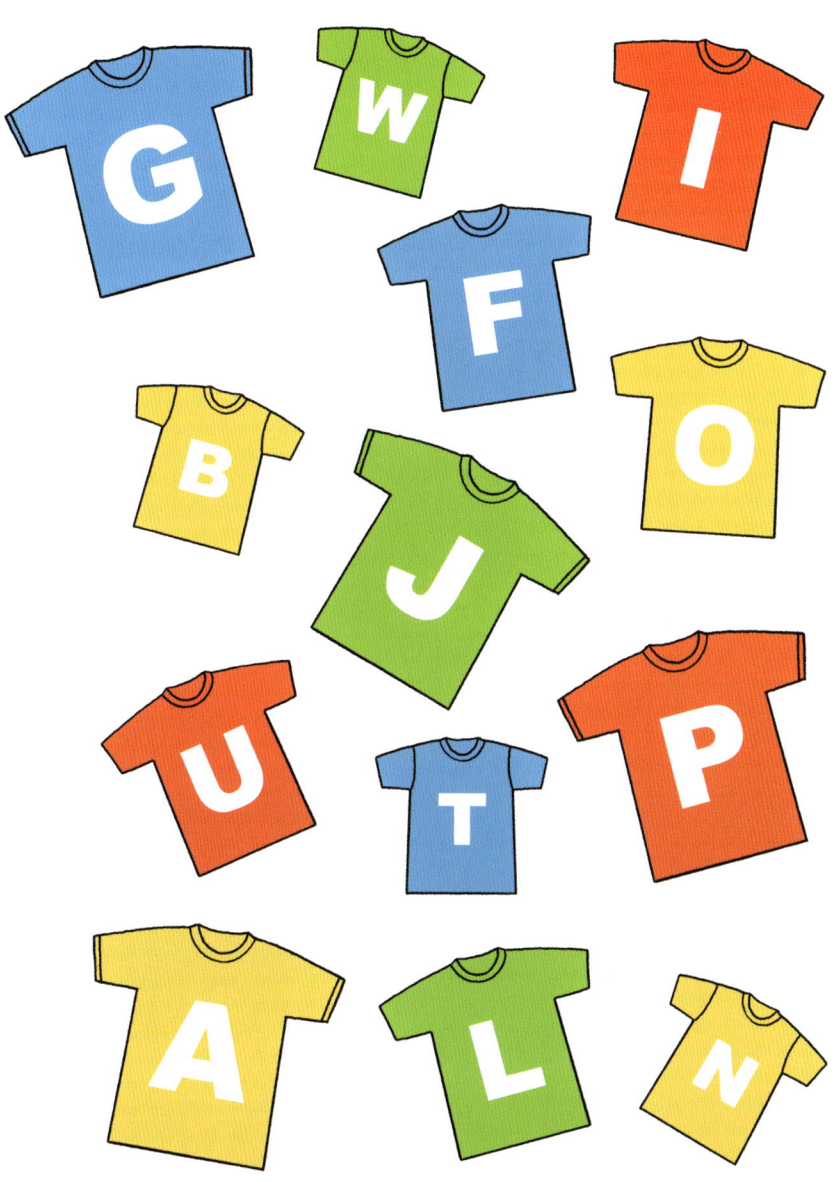

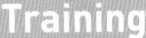

두 판다를 보고 서로 다른 부분을 네 군데 찾아보세요.

좌우가 대칭인 두 마리의 판다가 있습니다. 서로 다른 부분을 빠르게 찾아보세요.

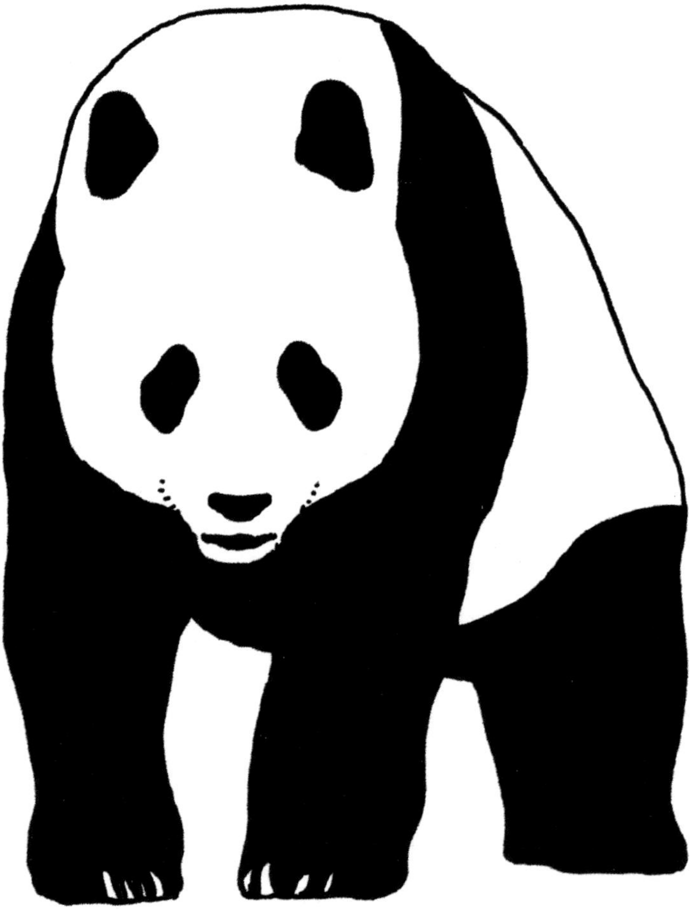

서로 다른 곳이
네 군데 있습니다.

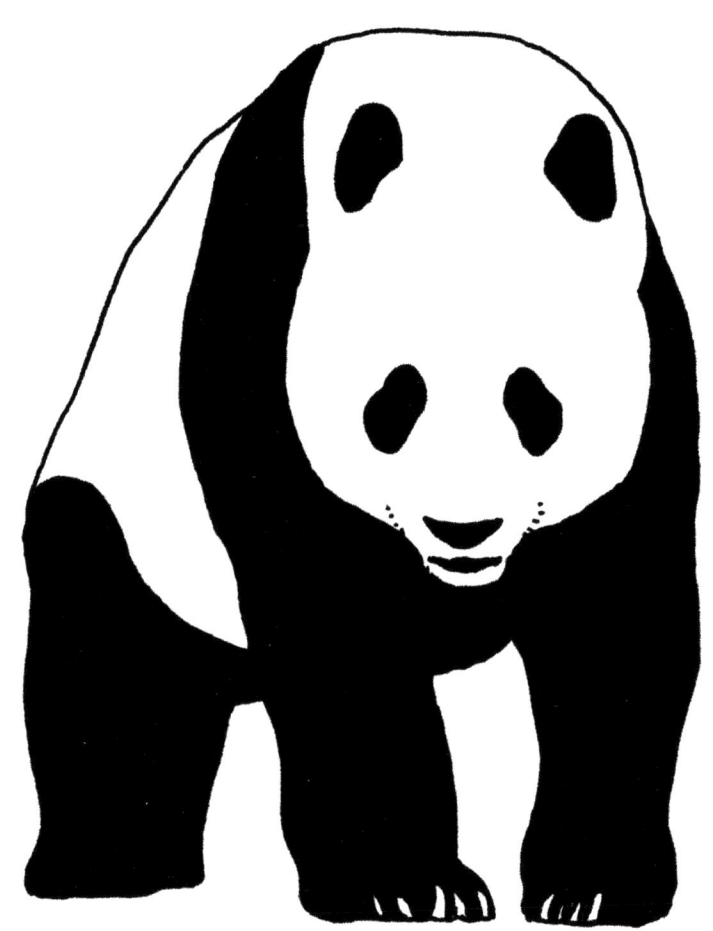

Training

똑같은 모양의 귤 상자는 어느 것일까요?

똑같은 모양의 귤 상자는 어느 것인지 빠르게 찾아보세요.

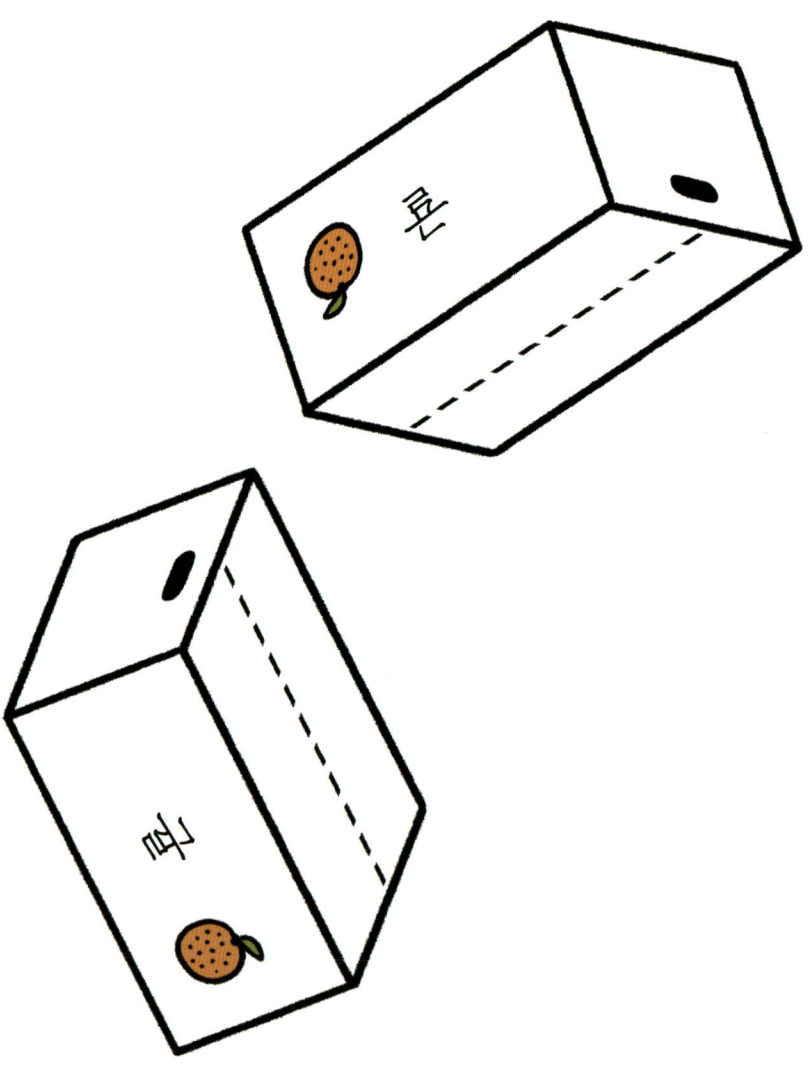

눈으로만 귤 상자를
빠르게 비교하세요.

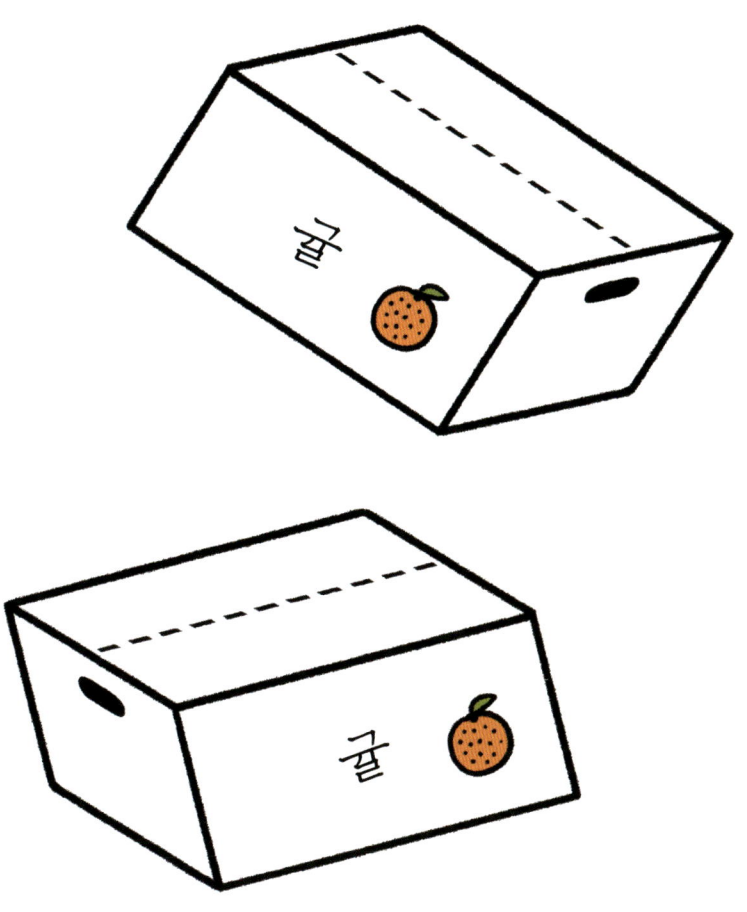

Training

똑같은 개는 어디에 있을까요?

다양한 행동을 하는 개의 그림 중 오른쪽 아래의 동그라미 속 개와 똑같이 생긴 개는 어디에 있을까요? 똑같은 모양의 개를 한 마리 찾아보세요.

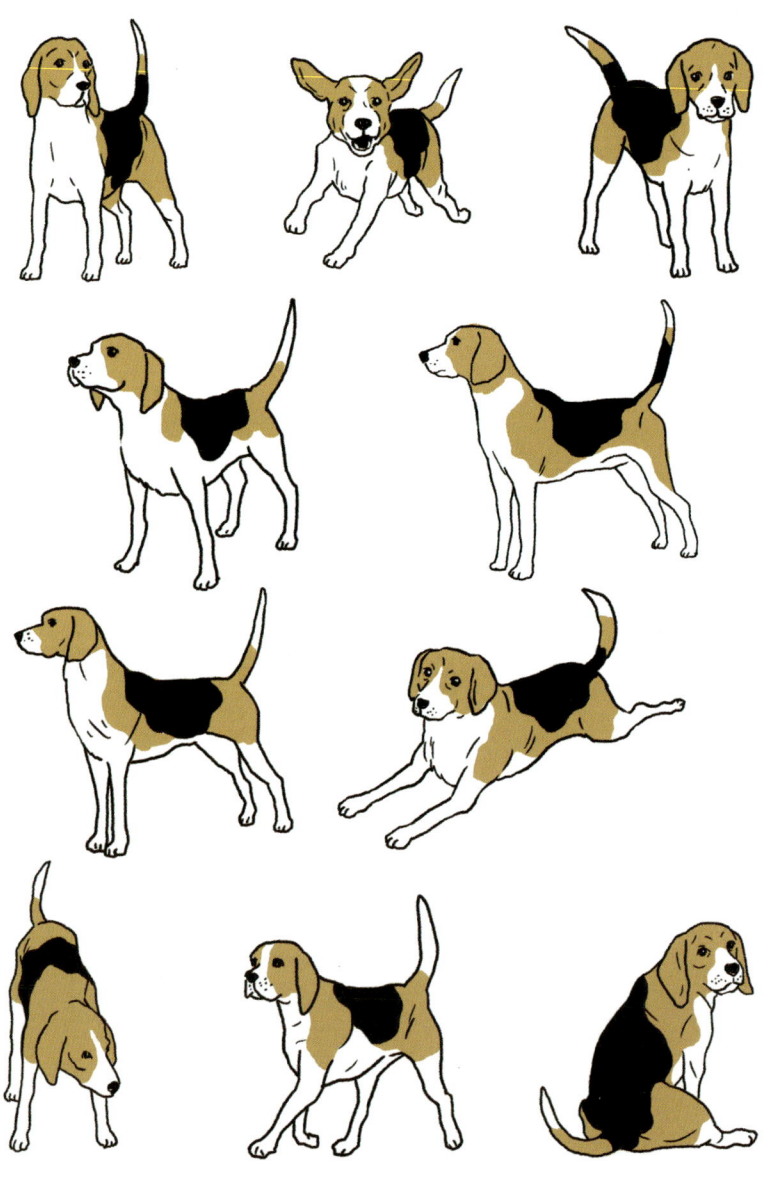

답 ⋯⋯ 223쪽

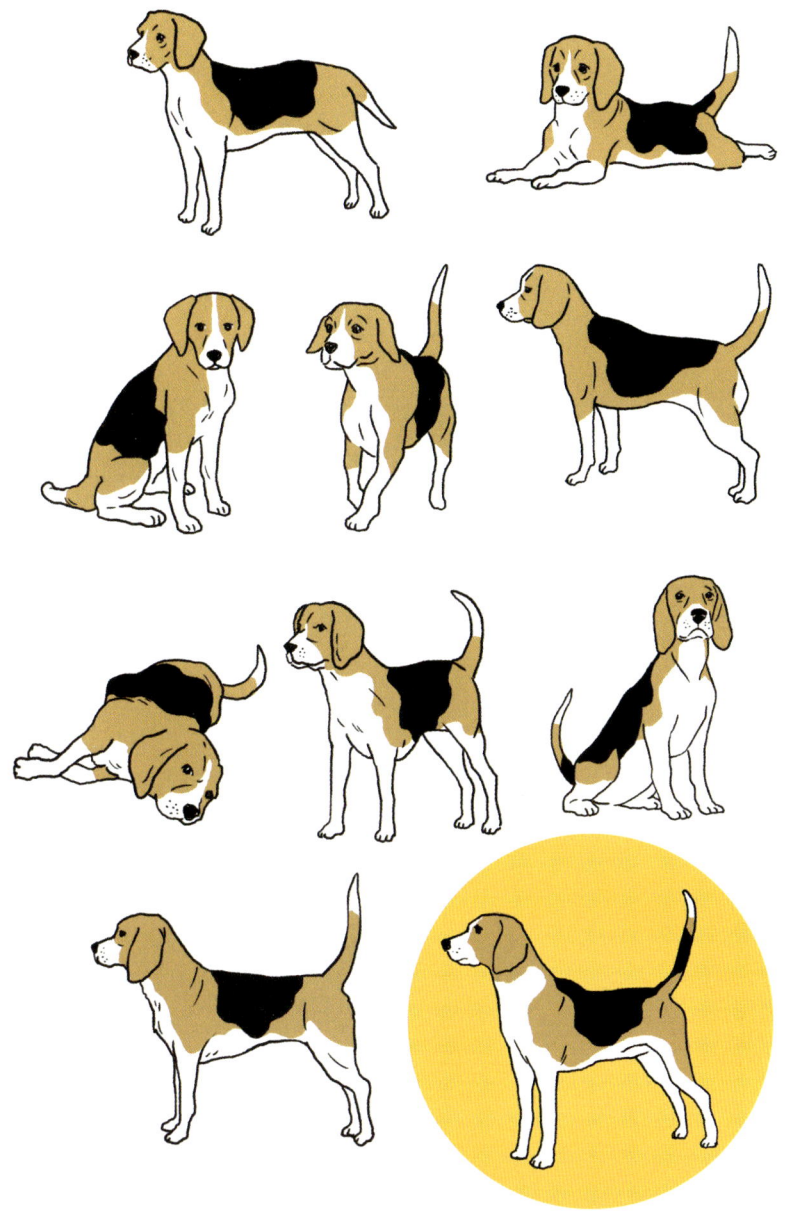

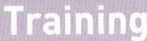

두 마을의 다른 부분을 찾아보세요.

왼쪽 그림은 오른쪽 그림의 색깔과 좌우를 반전하여 만든 그림입니다. 두 그림의 차이점을 찾아보세요.

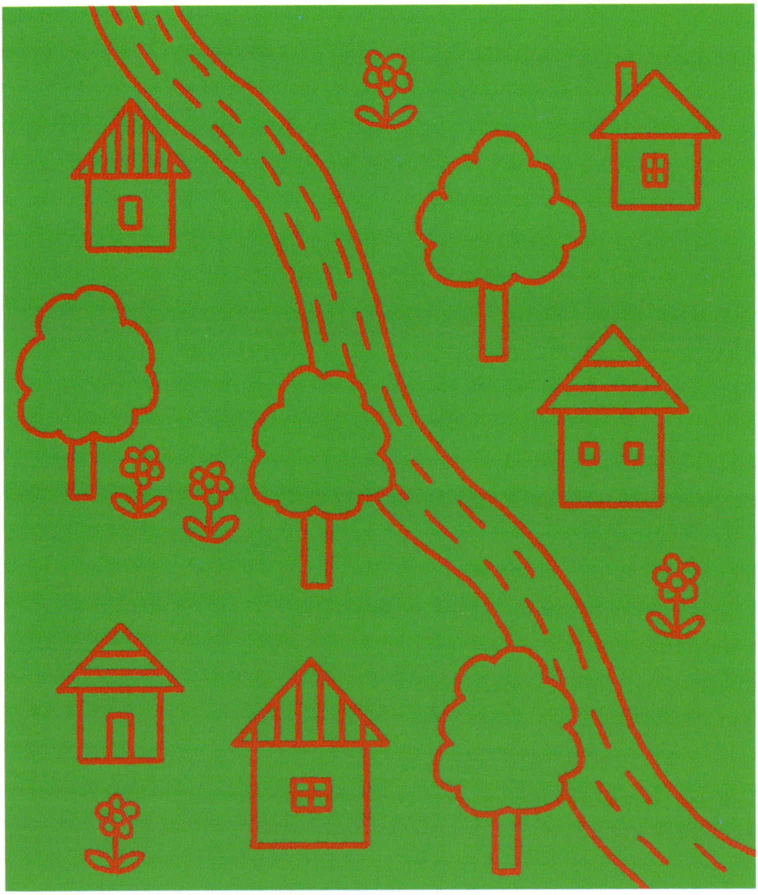

서로 다른 곳이
네 군데 있습니다.

Training

나무를 관통한 화살은 어느 것일까요?

나무를 관통한 화살은 ❶, ❷, ❸번 중 어느 것일까요?

답 ···→ 224쪽

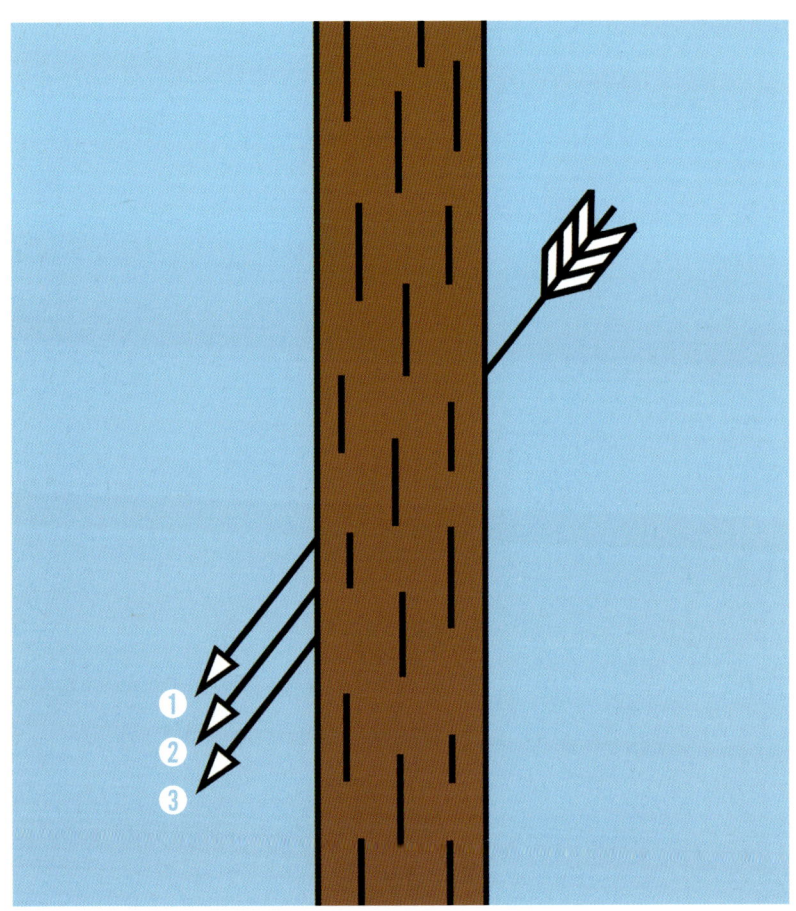

Training

크기가 똑같은 도넛은 어느 것과 어느 것일까요?

여러 개의 도넛 중 크기가 똑같은 도넛 두 쌍을 찾아보세요.

답 ⋯ 224쪽

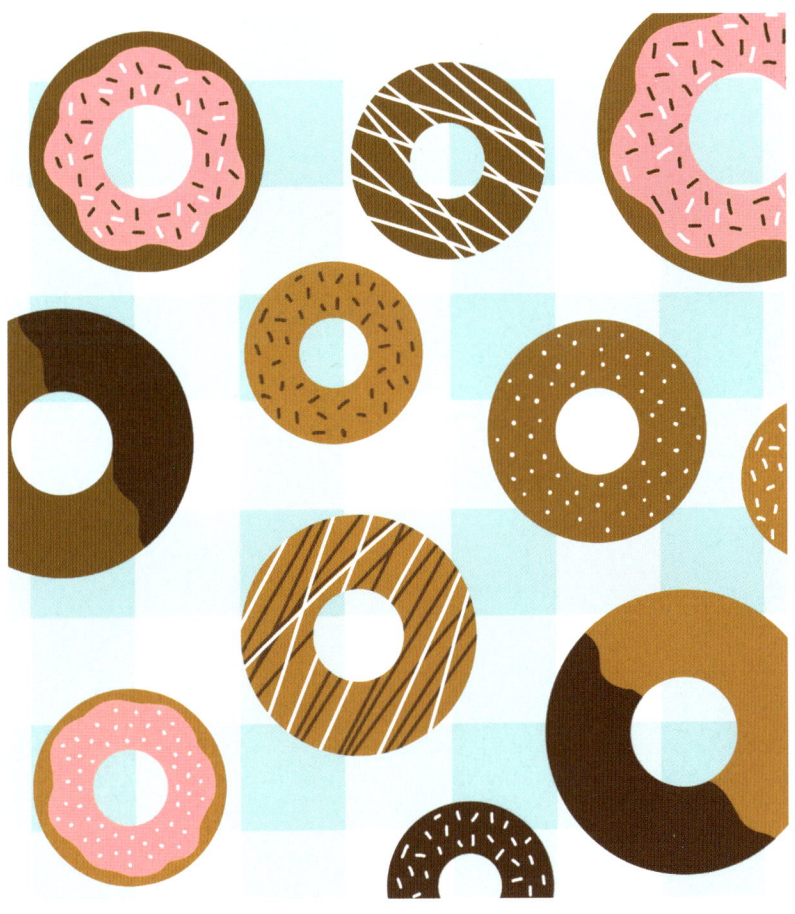

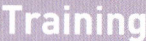
Training

색깔이 다른 크레파스를 순서대로 보세요.

색깔이 다른 크레파스를 오른쪽에서 왼쪽으로 순서대로 보세요. 왼쪽까지 본 후 오른쪽으로 다시 보세요.

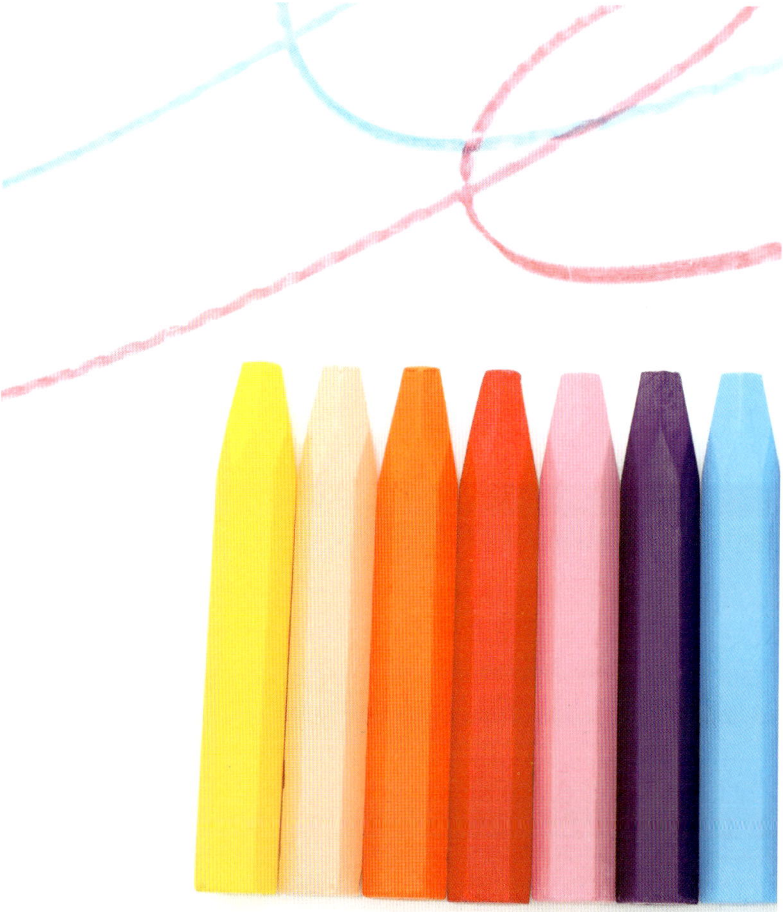

재빠르게 눈으로만
색깔을 보세요.

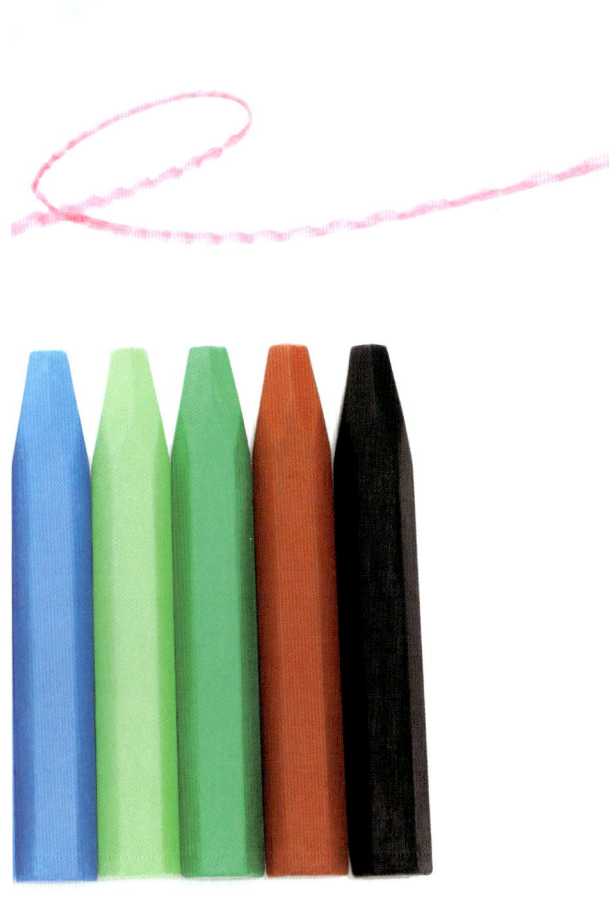

Training

똑같은 조개껍데기는 어디에 있을까요?

오른쪽 위의 동그라미 속 조개껍데기와 똑같이 생긴 조개껍데기가 한 개 있습니다. 어디에 있는지 모래밭에서 찾아보세요.

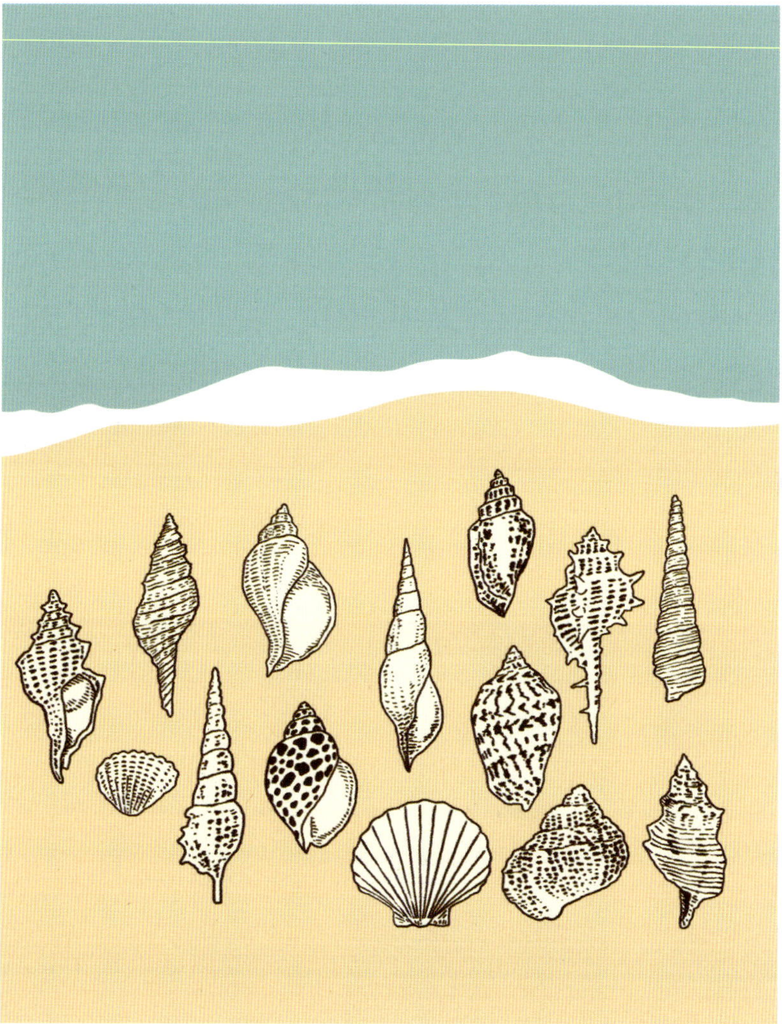

답 ⋯⋯ 225쪽

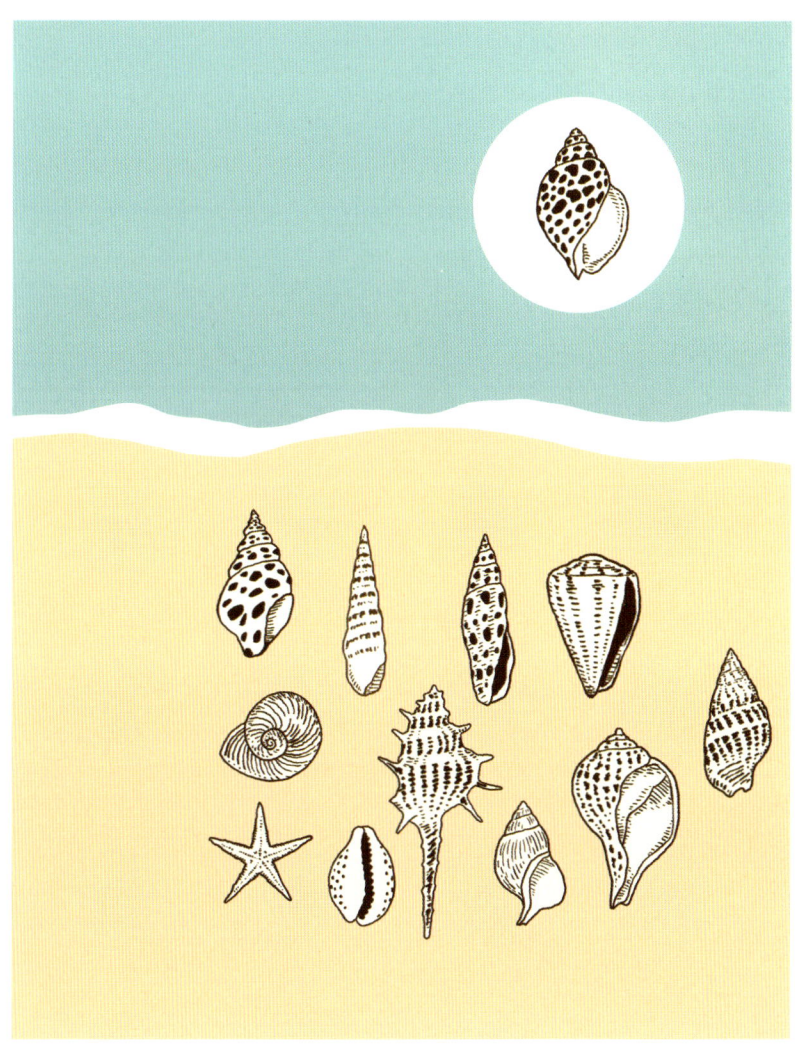

Training

어느 고양이가 클까요?
여러 마리의 고양이 중 가장 큰 고양이를 찾아보세요.

답 ···▶ 225쪽

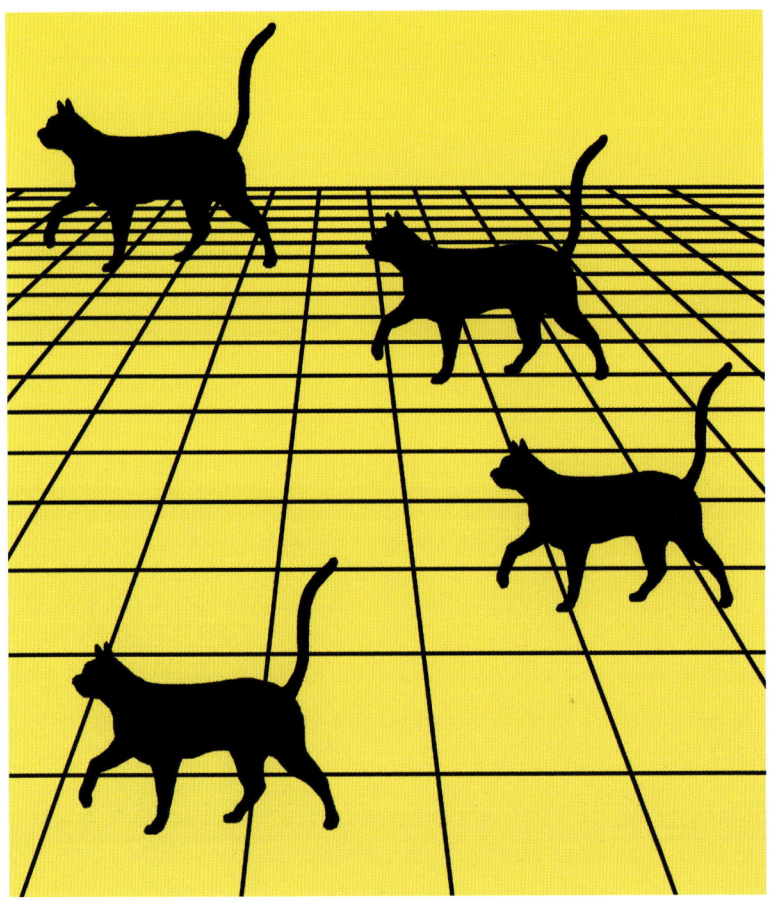

Training

뒤에 있는 사람은 누구일까요?
파란 벽 뒤에 있는 사람은 누구일까요?

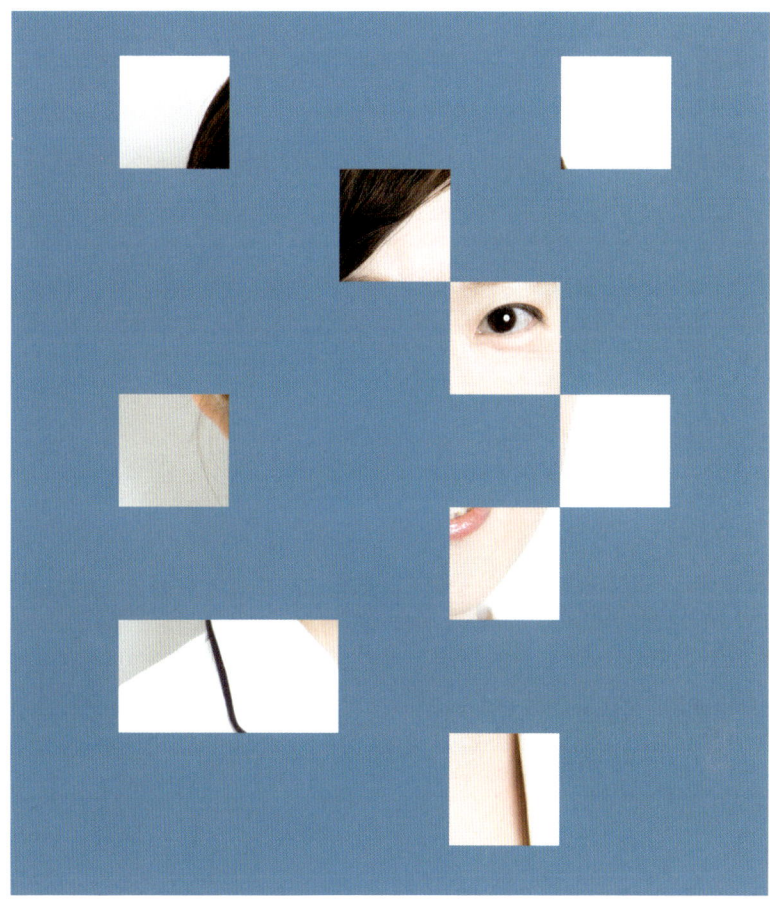

Training

답 ⋯▶ 226쪽

잉어는 모두 몇 마리일까요?

잉어들이 먹이를 찾아 한곳에 모였습니다. 몇 마리나 모였을까요?

> 잉어가 몇 마리 있는지 빠르게 세보세요.

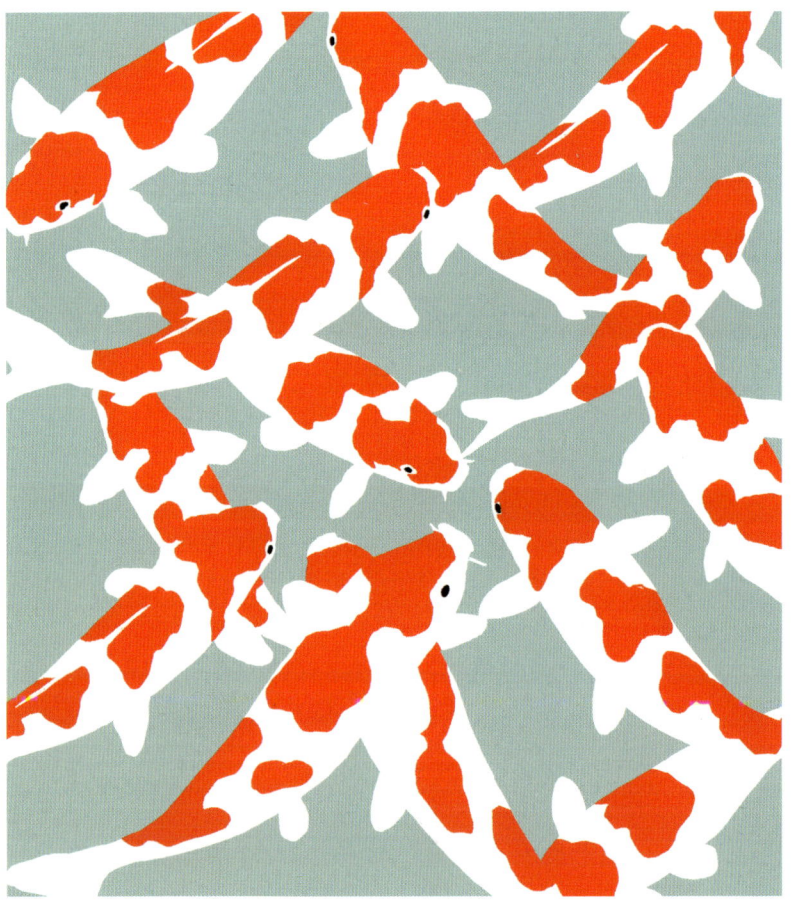

Training

딸기는 모두 몇 개일까요?

딸기, 사과, 포도, 복숭아, 귤이 많이 있습니다.
이 중에 딸기가 몇 개 있는지 찾아보세요.

딸기 개수를
빠르게 세보세요.

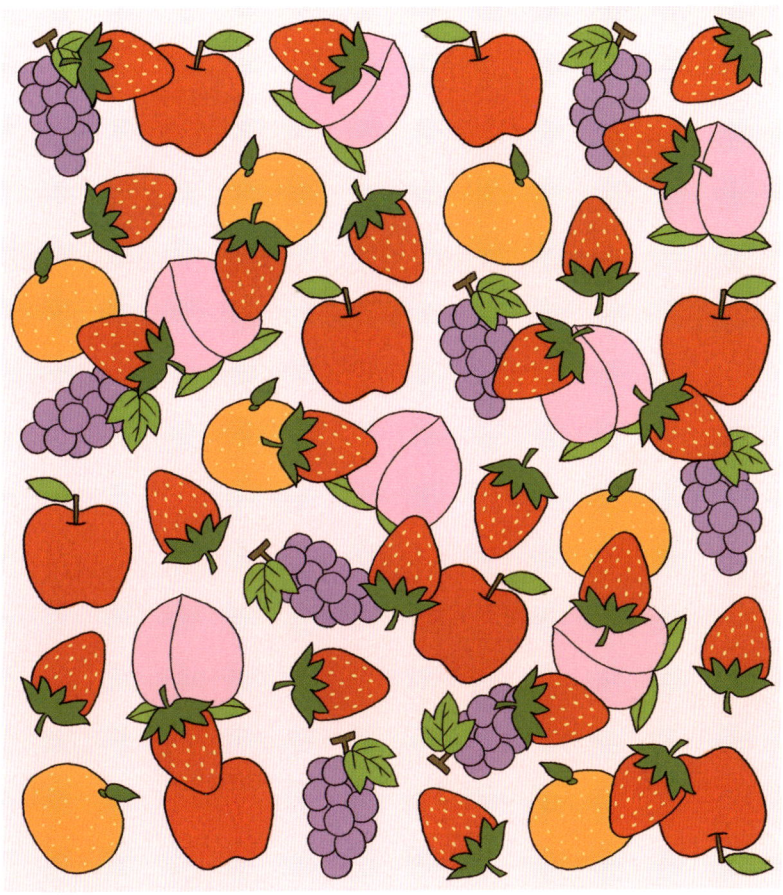

Training

눈을 뜨고 있는 동물은 어느 동물일까요?

동물들이 모여서 낮잠을 자고 있습니다. 낮잠 자지 않고 눈을 뜨고 있는 동물은 어느 동물일까요?

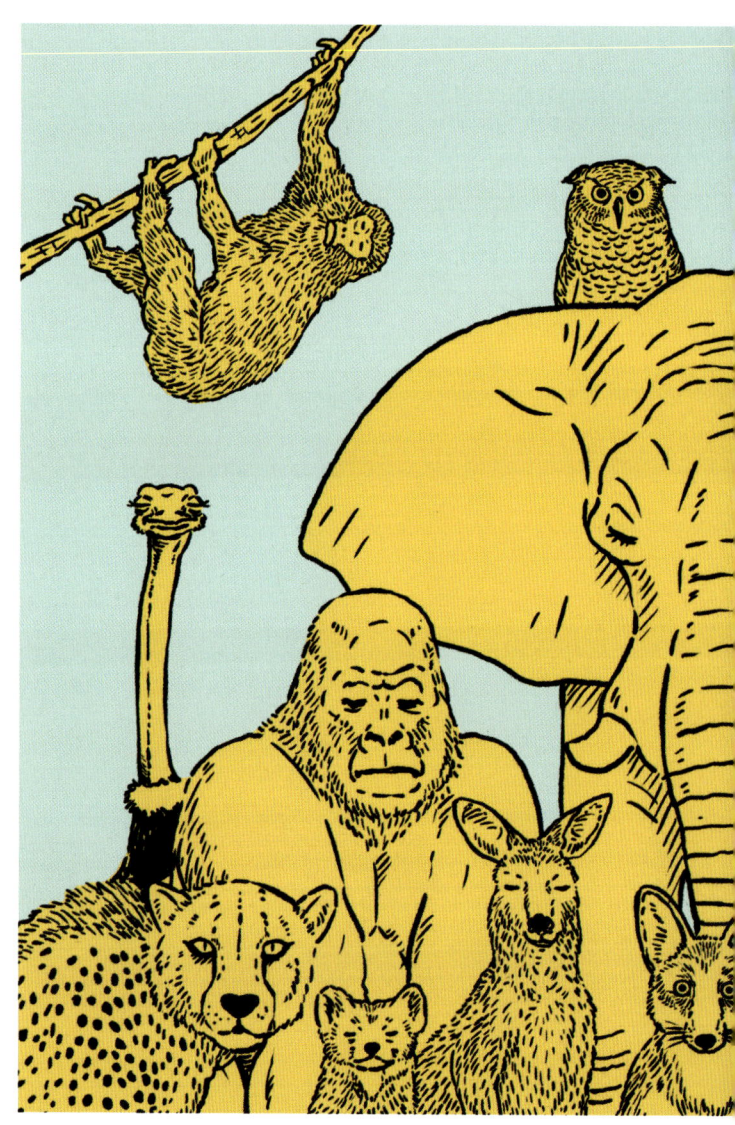

눈을 뜬 동물은 모두 다섯 마리입니다.

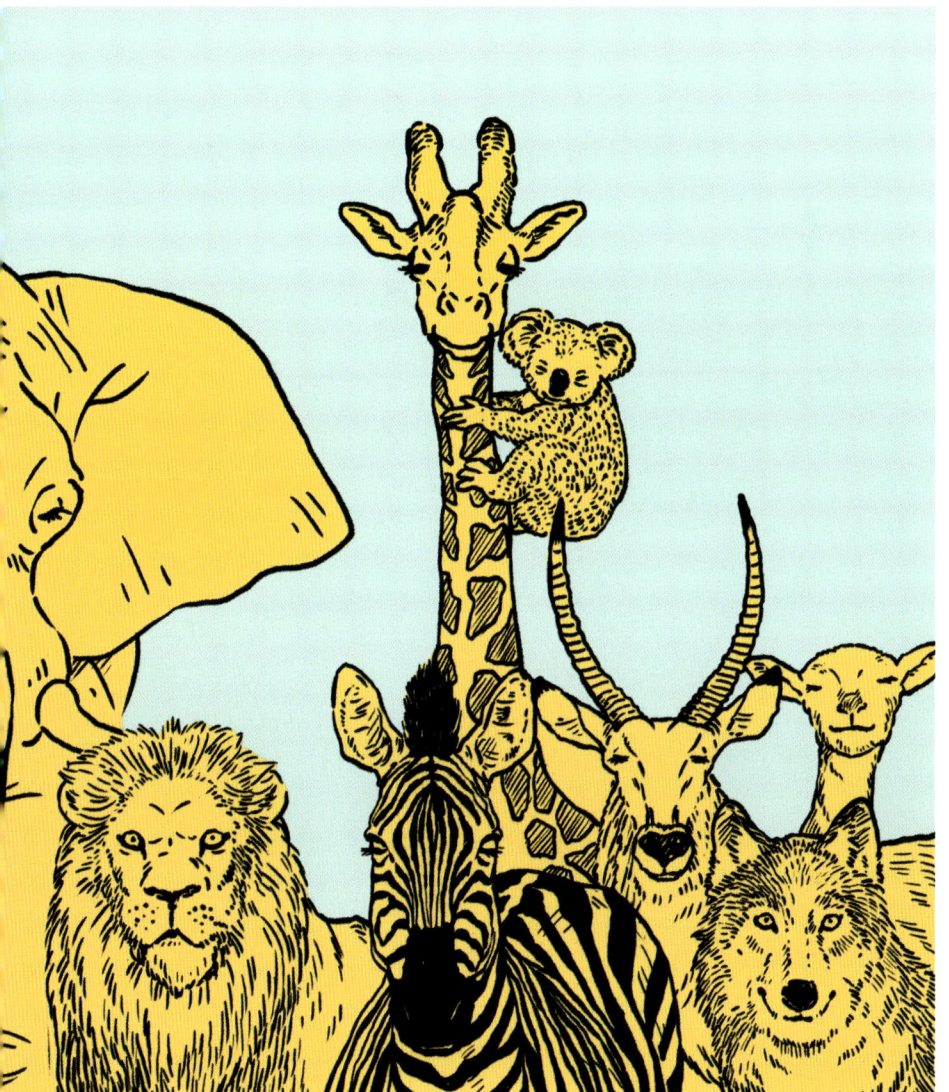

Training

단어를 만들어 보세요.

'ㄱㄴㄷㄹㅁ' 여섯 개의 자음을 이용해 세 글자로 된 단어를 빠르게 세 개 만들어 보세요.

얼굴은 움직이지 말고 눈으로만 글자를 보세요.

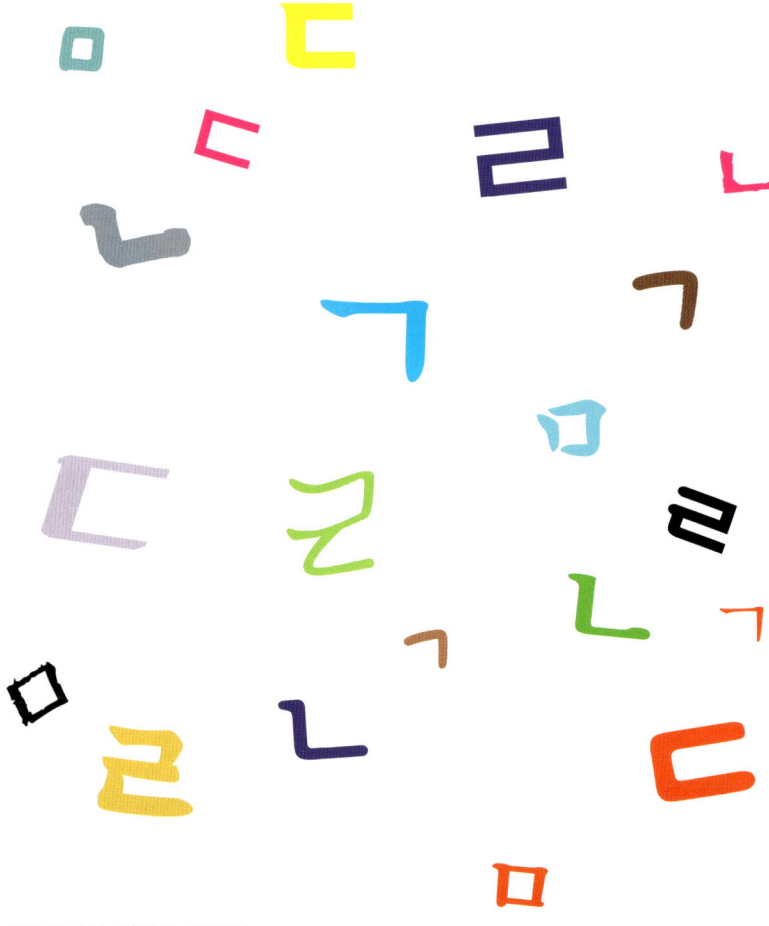

예) 모내기, 기러기, 두루미

Training

순서대로 숫자를 따라가세요.

모양과 크기가 다른 '1~25'까지의 숫자를
순서대로 찾아보세요.

머리는 움직이지 말고 눈으로만 찾으세요.
역순으로 찾아도 됩니다.

7

2   3   5
     6   10
             23
11   15
      13
21   1   4
        19   24
   14
        17   22
18   25

   12   20
 8   9   16

Training

타원형 트레이닝

책을 얼굴에서 약 20센티미터 정도 떨어뜨려 놓고, 'Start'에서 'Goal'까지 눈으로만 선을 따라가세요.

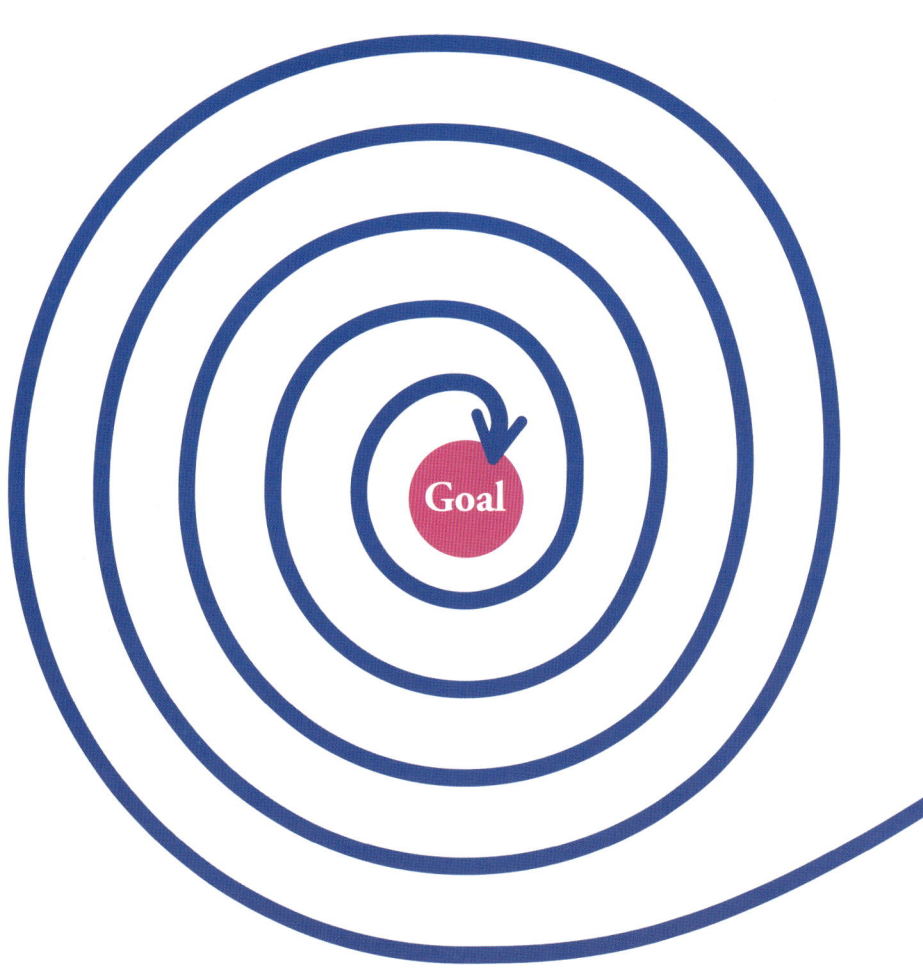

'Goal'에 도착하면 이번에는 'Start'까지 반대 방향으로 따라가세요.

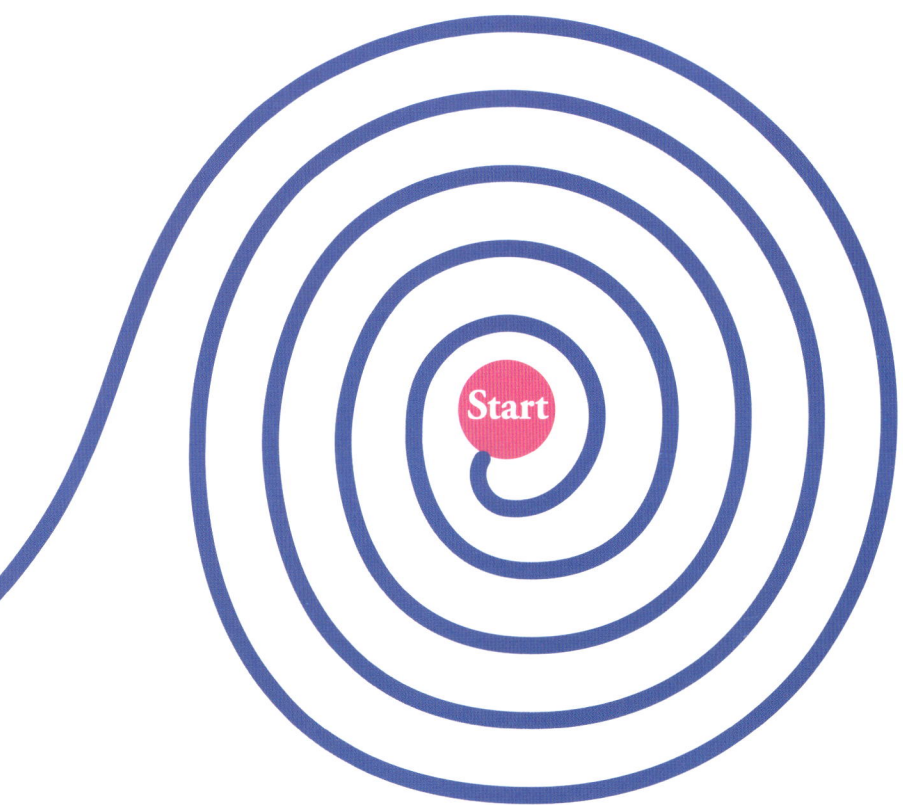

Training

숨어 있는 숫자를 찾으세요.

흐르는 물속에 숫자가 두 개 숨어 있습니다.
어떤 숫자가 숨어 있는지 좌우 사진을 차분하게 보세요.

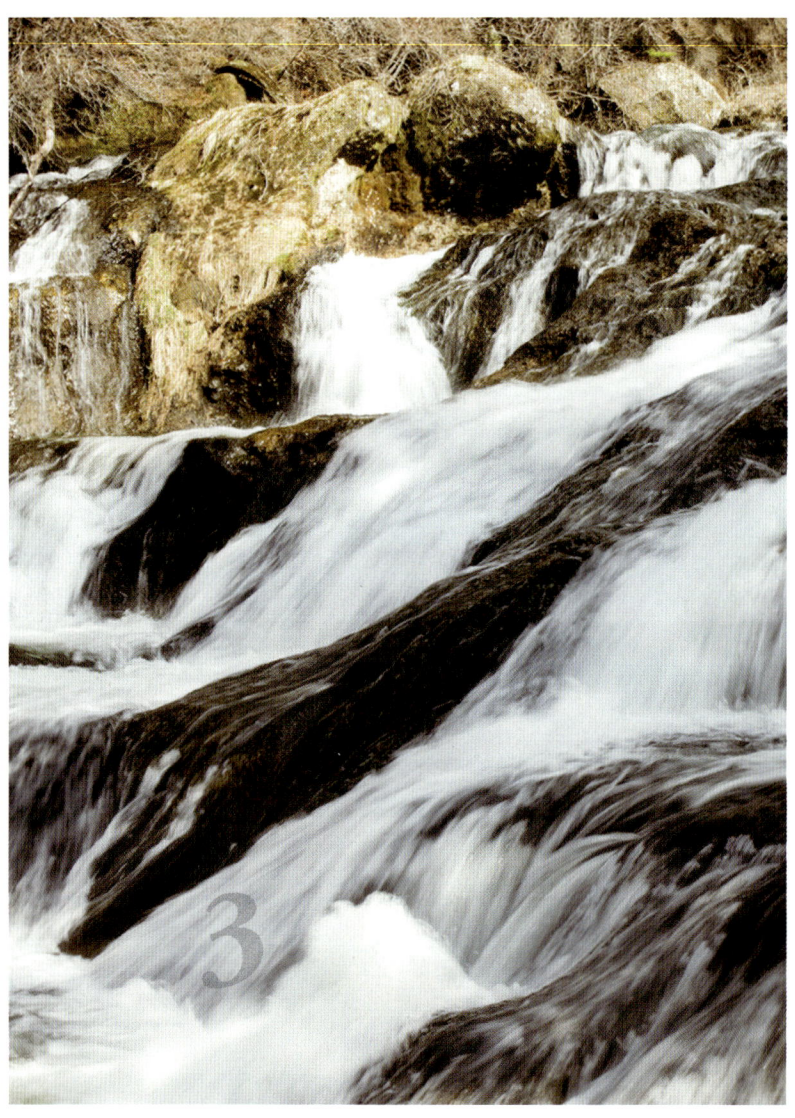

답 ···▶ 227쪽

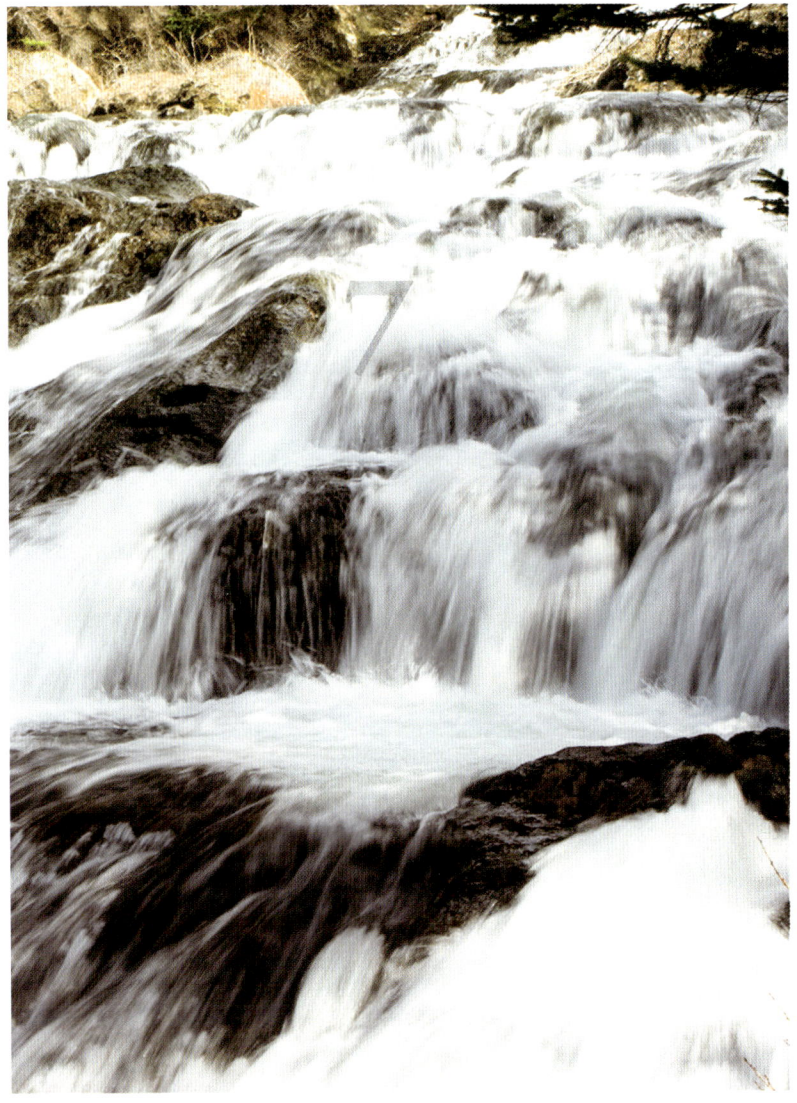

Training

찾아서 터치하세요.

머리는 움직이지 말고, 눈으로 글자를 보면서 눈빛으로만 그림을 터치하세요.

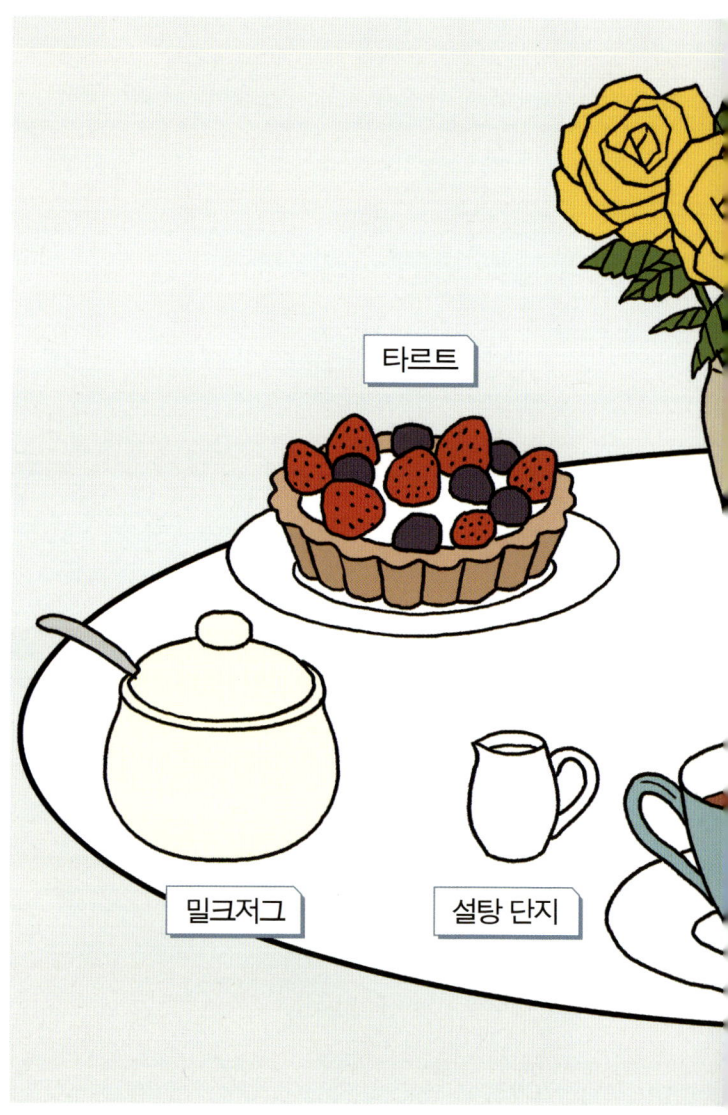

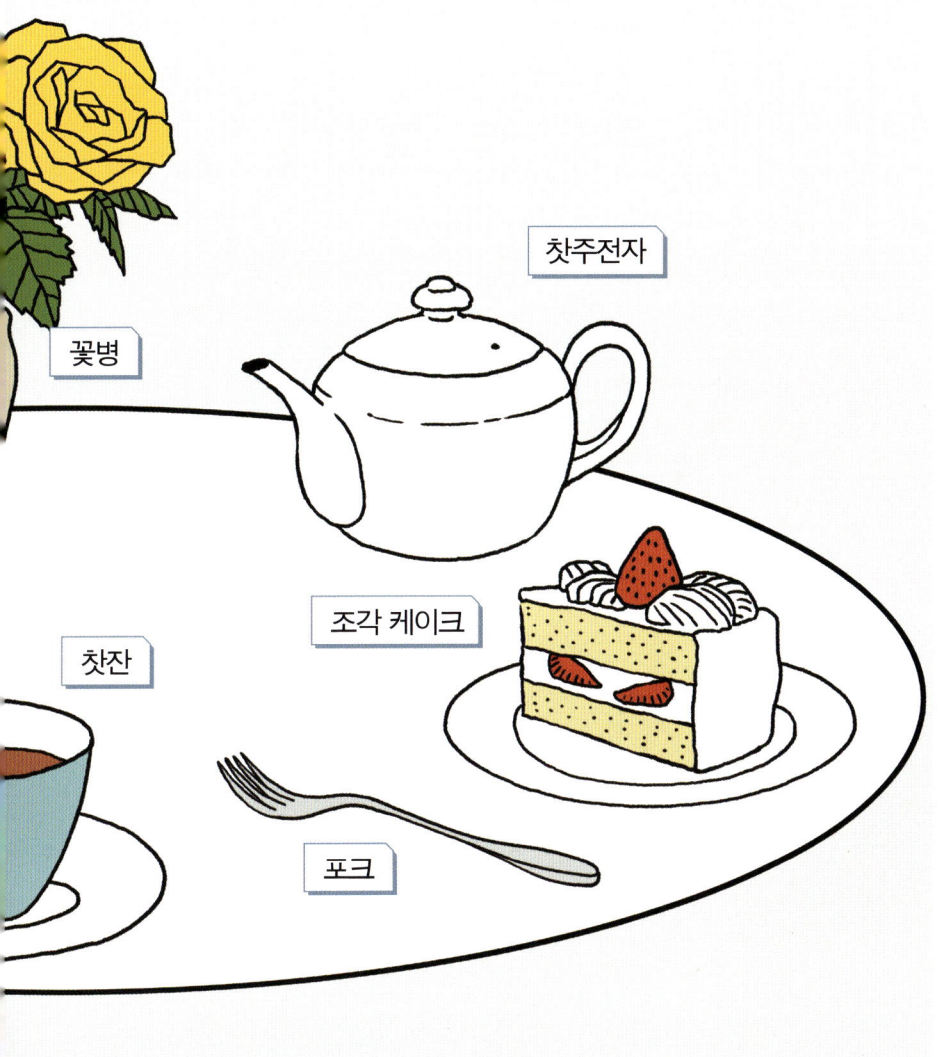

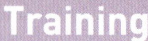

지그재그 트레이닝

책을 얼굴에서 약 20센티미터 떨어뜨려 놓고, 'Start'에서 'Goal'까지 눈으로만 선을 따라가세요.

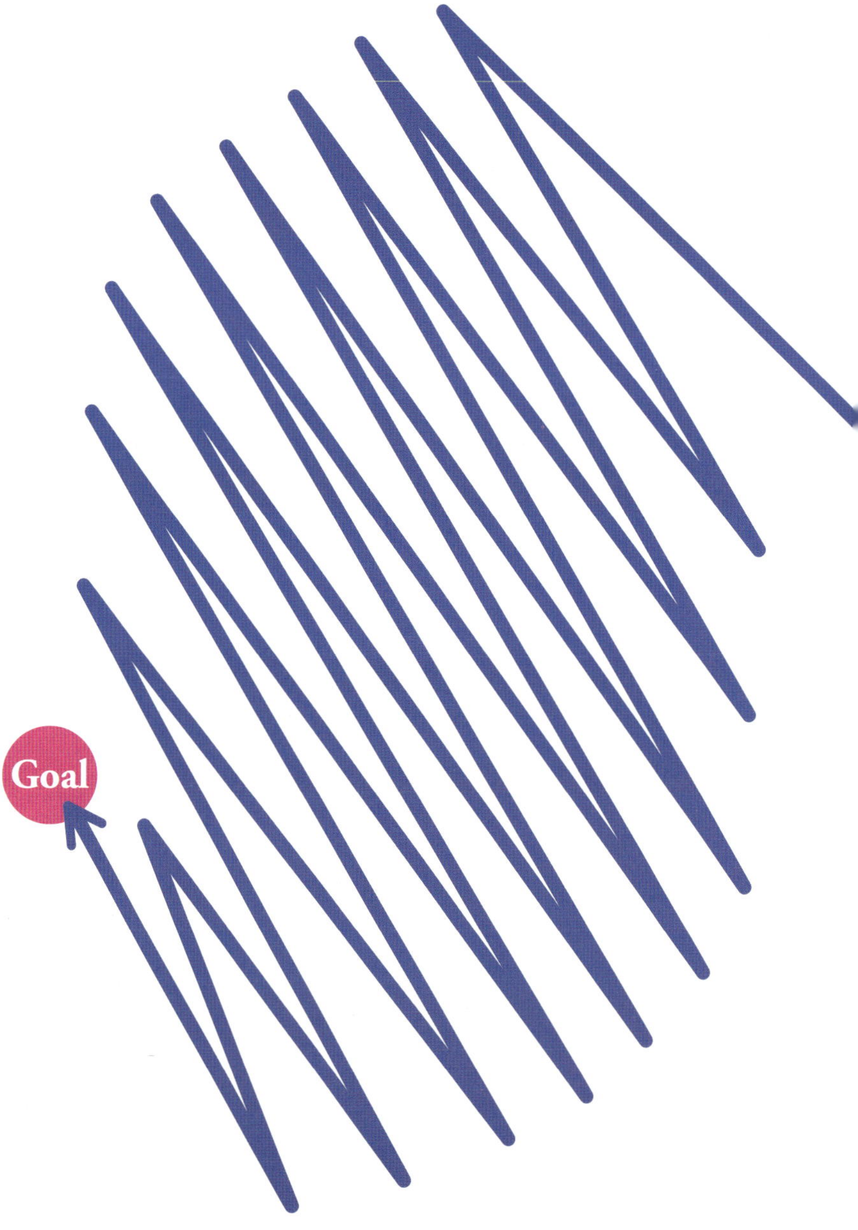

'Goal'에 도착하면 'Start'까지
반대 방향으로 따라가세요.

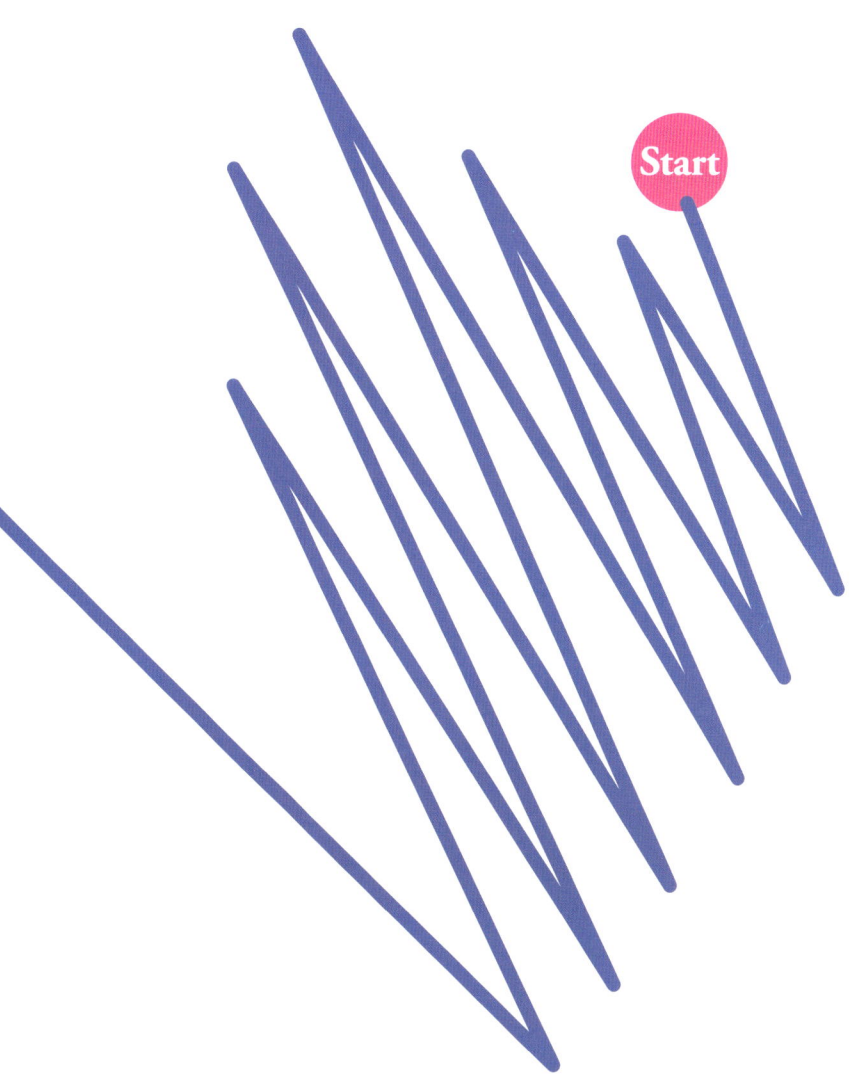

Training

둘 중 어느 자전거가 클까요?

자전거를 타고 가는 사람이 있습니다. 자전거 중에서 어느 쪽이 더 클까요?

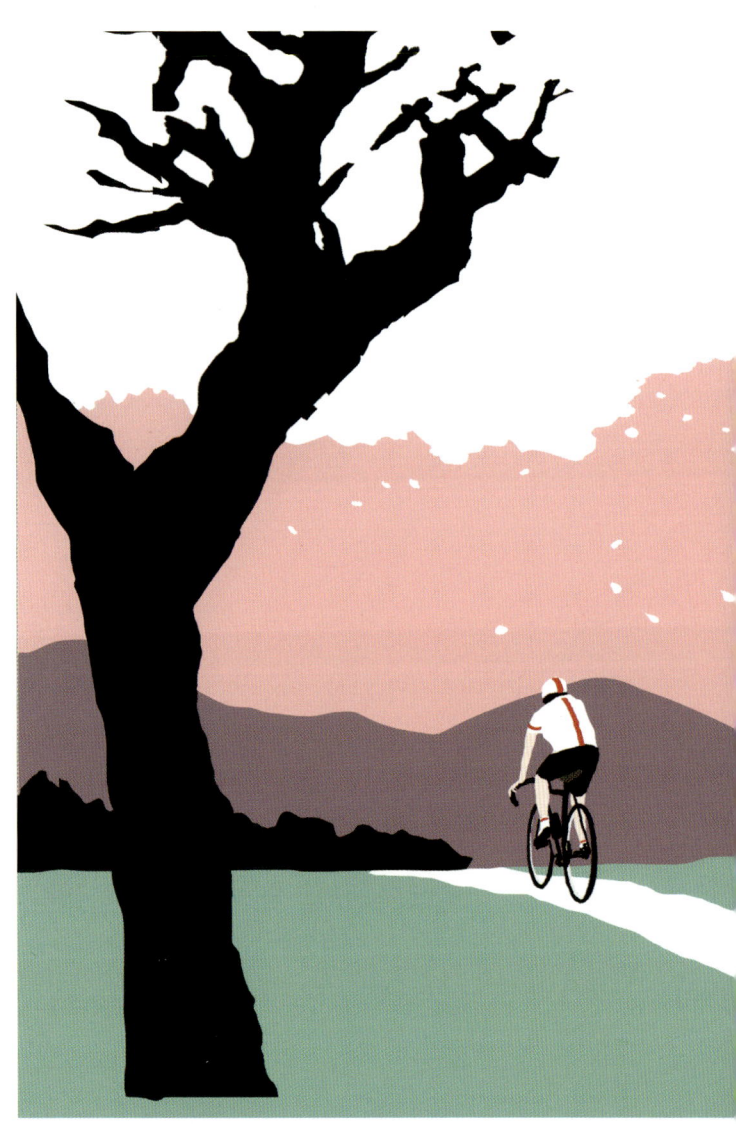

답 ⋯ 228쪽

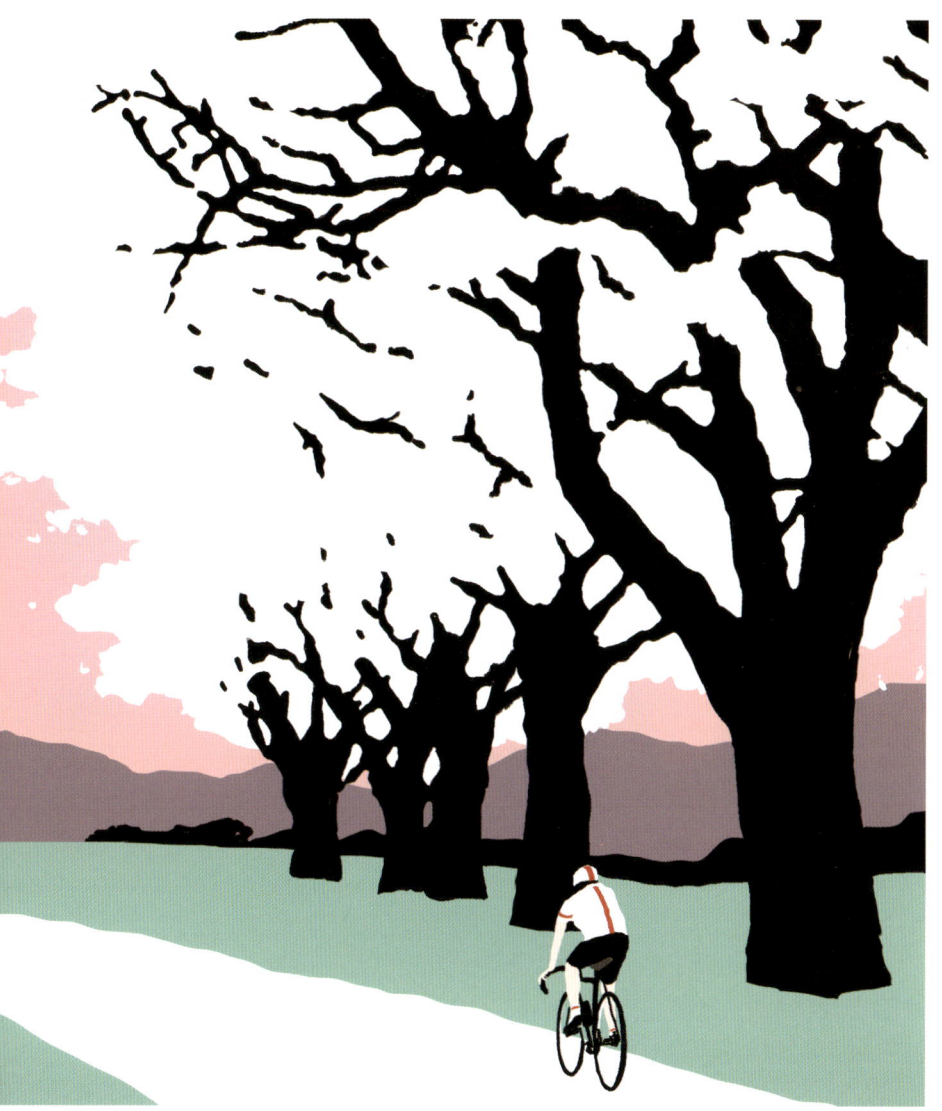

똑같이 생긴 루어를 찾아보세요.

오른쪽 위의 동그라미 속 루어와 똑같이 생긴 루어가 세 개 있습니다. 모두 찾아보세요.

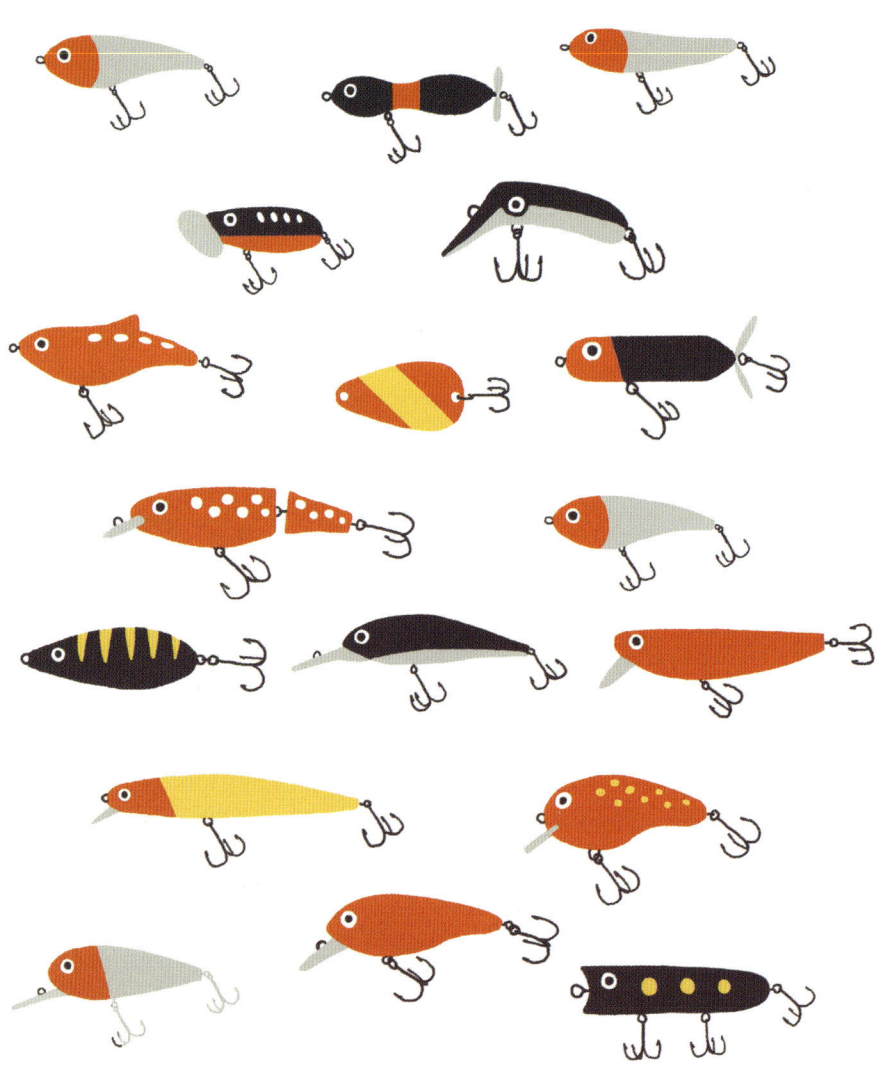

빠른 속도로 찾으세요.

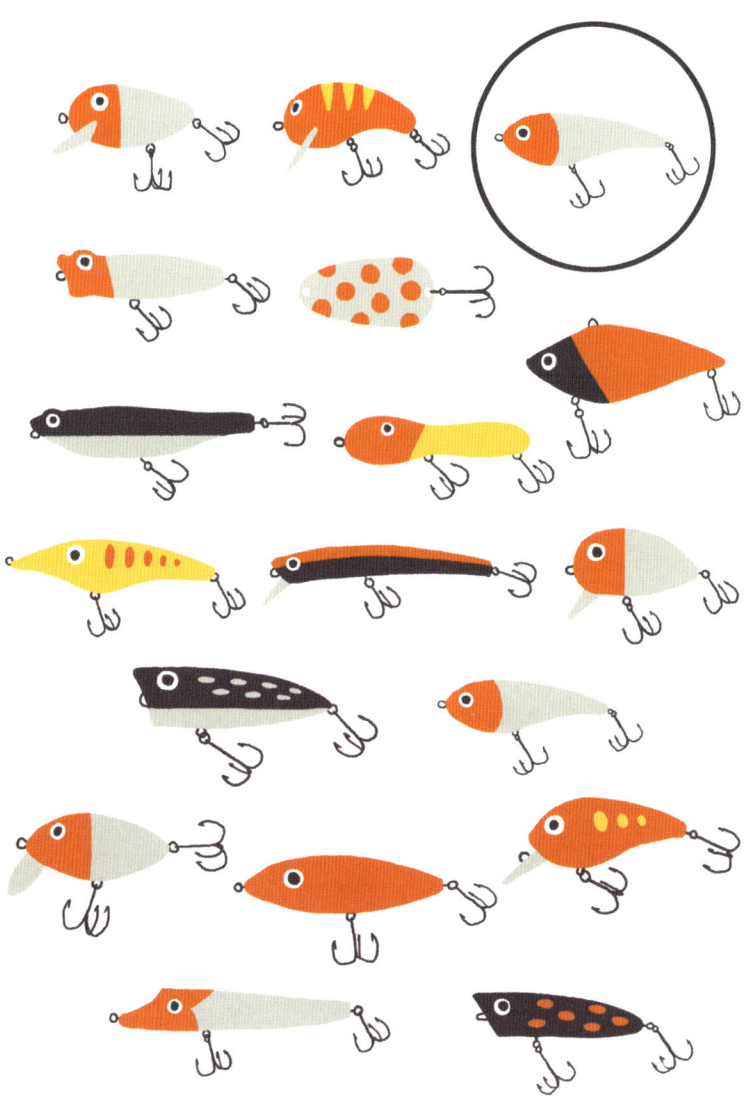

Training

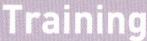

조각이 맞지 않아요!

왼쪽 그림으로 퍼즐 조각을 만들었습니다. 그런데 조각 한 개가 맞지 않습니다. 어느 것이 맞지 않을까요?

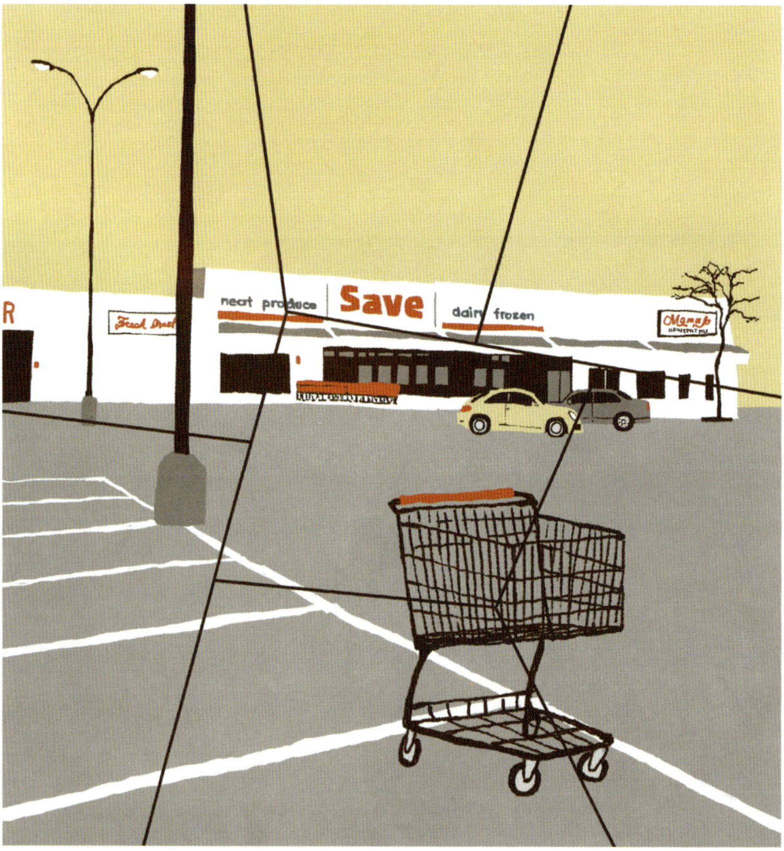

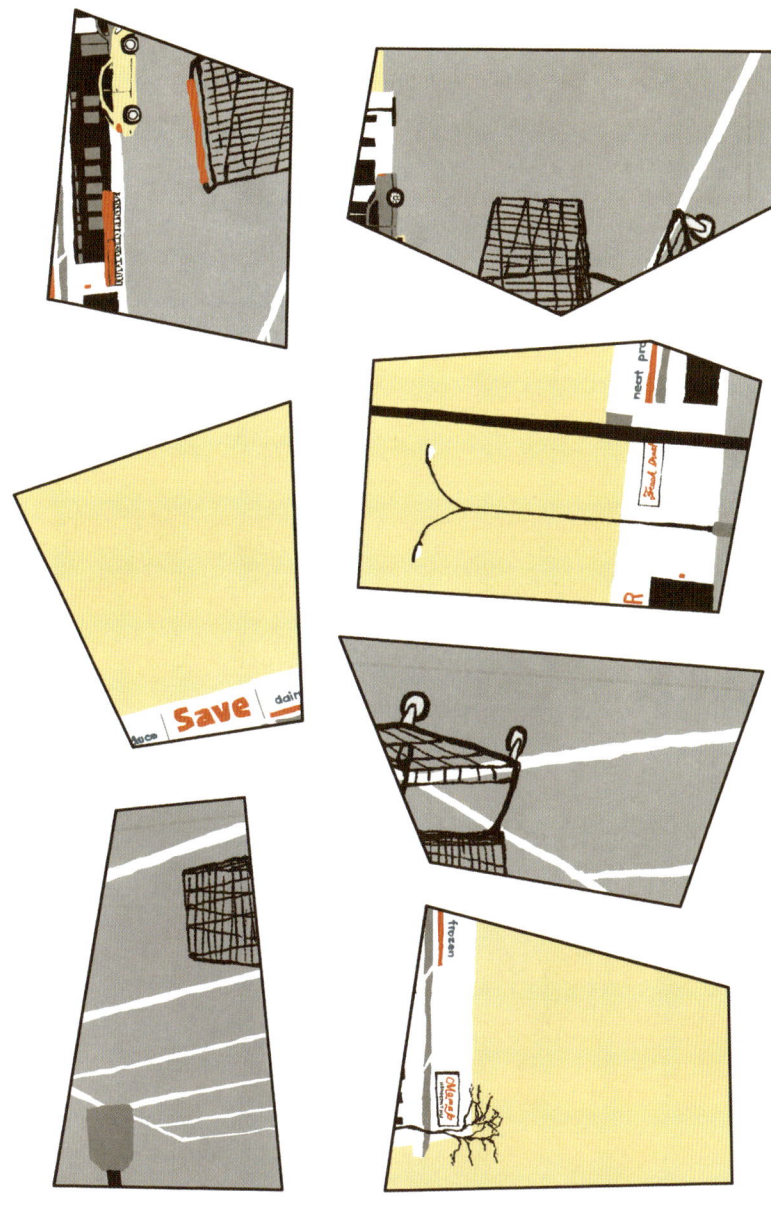

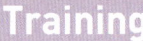

똑같은 숟가락은 어느 것일까요?

오른쪽 위의 회색 숟가락과 똑같은 모양의 숟가락을 한 개 찾아보세요.

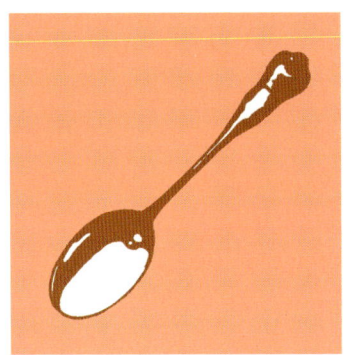
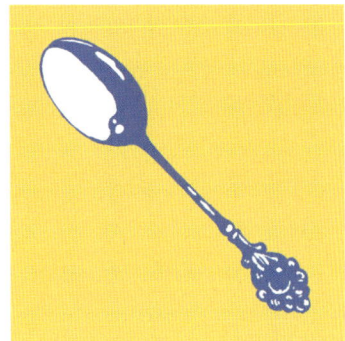
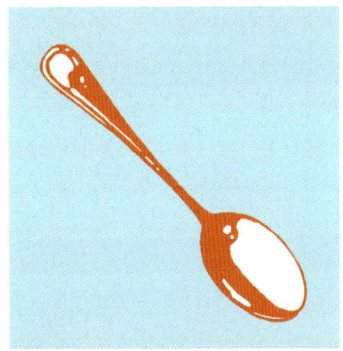
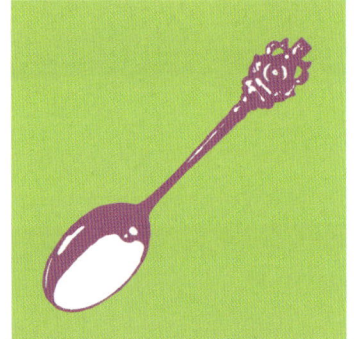
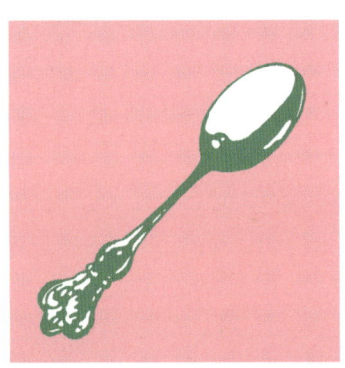
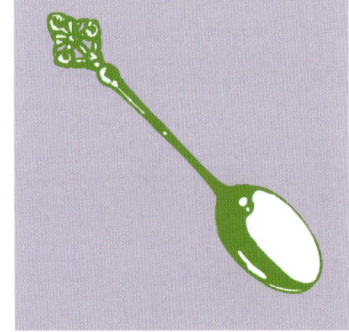

빠른 속도로 찾으세요.

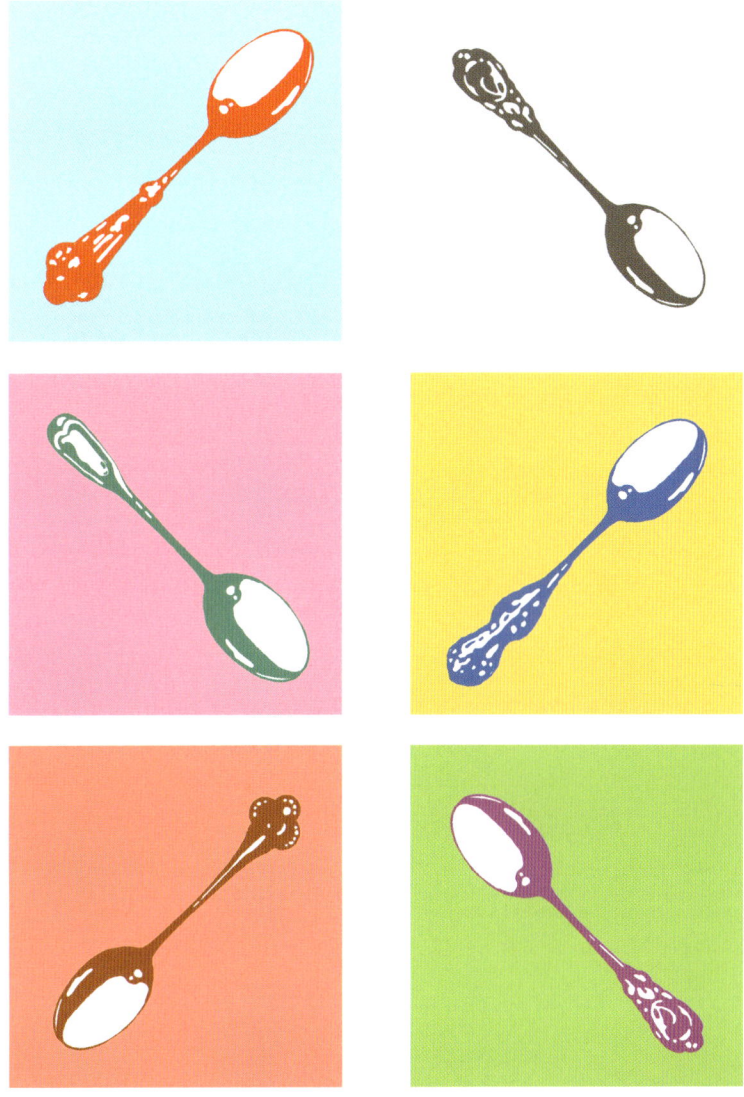

Training

주황색 리본과 파란색 리본을 따라가세요.

네 가지 색깔의 리본 중 주황색 리본과 파란색 리본을 골라서 'Start'에서 'Goal'까지 두 가닥을 동시에 눈으로만 따라가세요.

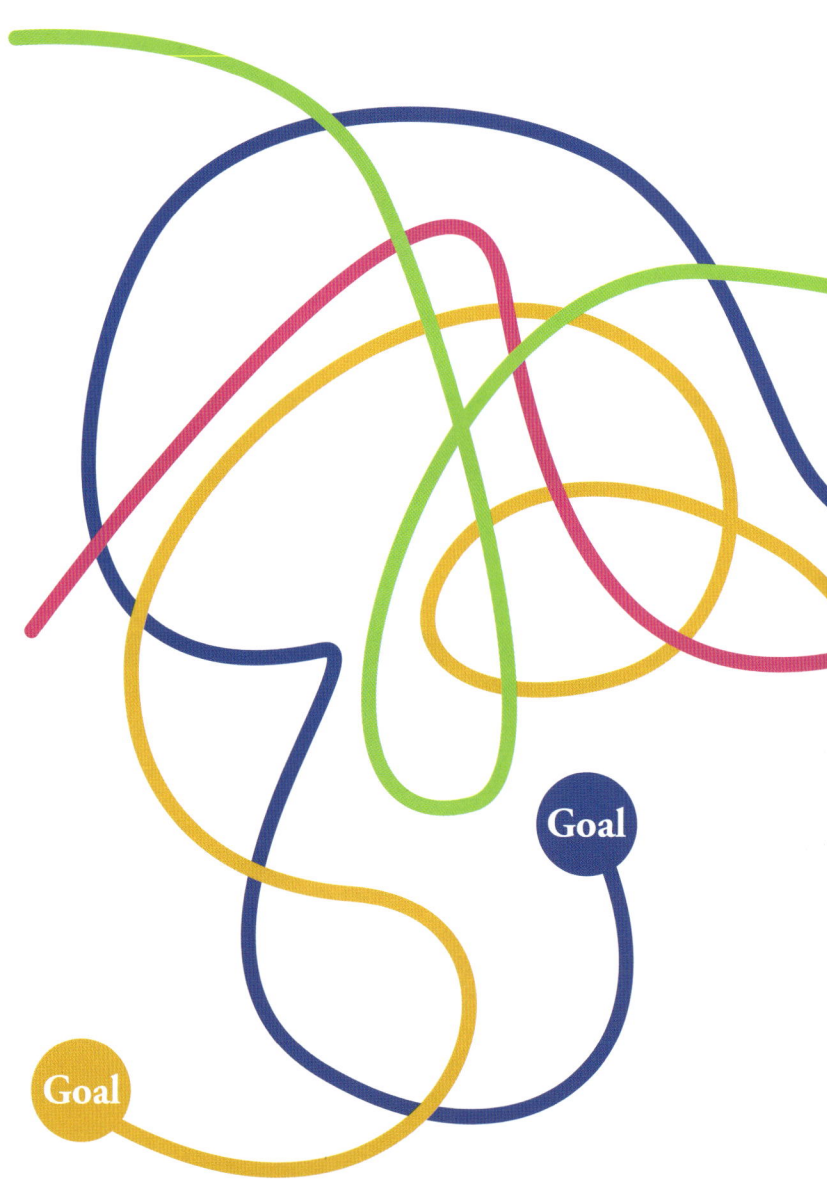

'Goal'에 도착하면 'Start'까지
반대 방향으로 따라가세요.

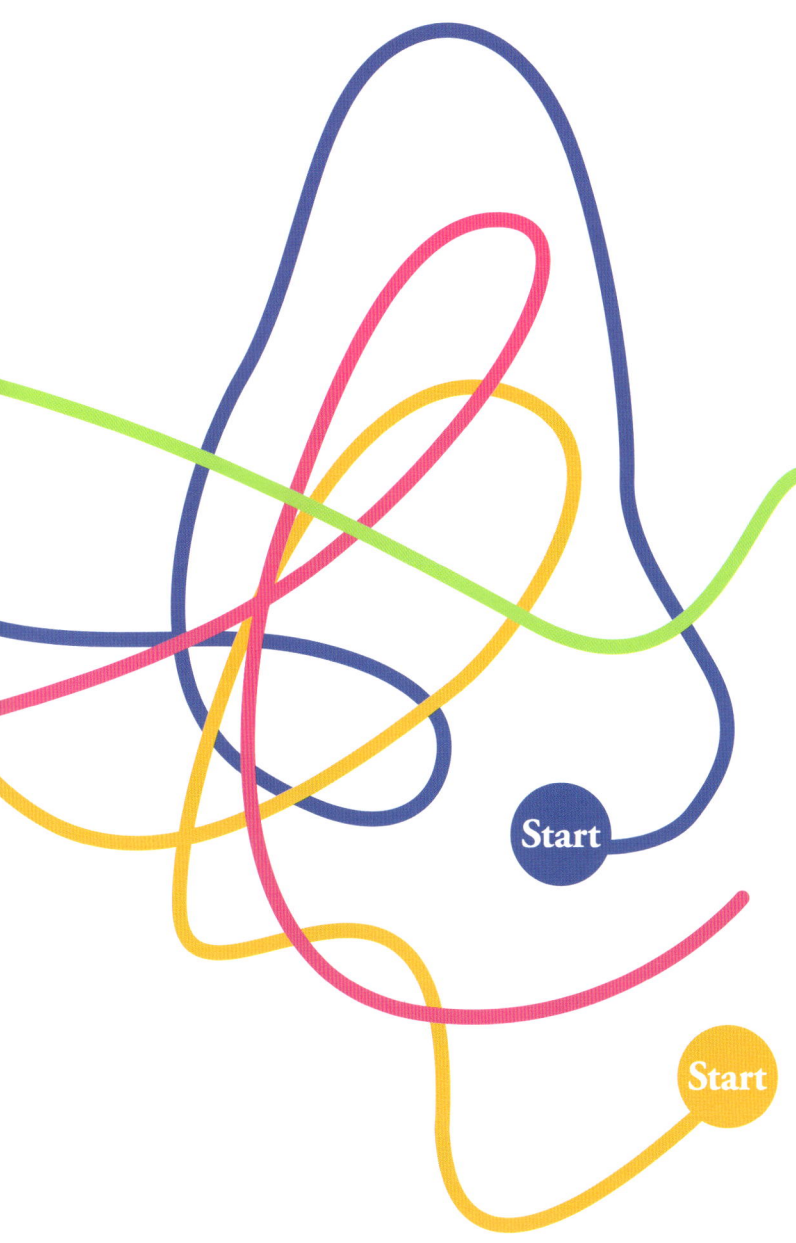

Training

숫자를 따라가세요.

사탕 위에 적힌 1~20까지의 숫자를 순서대로 따라가세요.

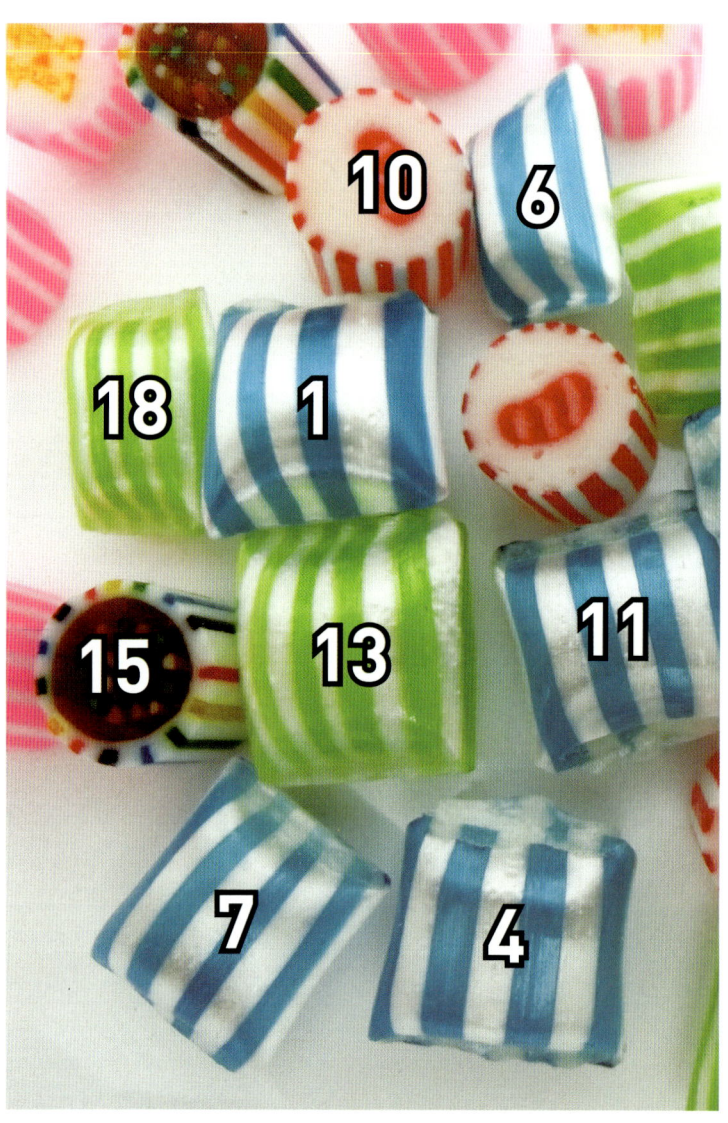

눈으로만 따라가세요.
역순으로 따라가도 됩니다.

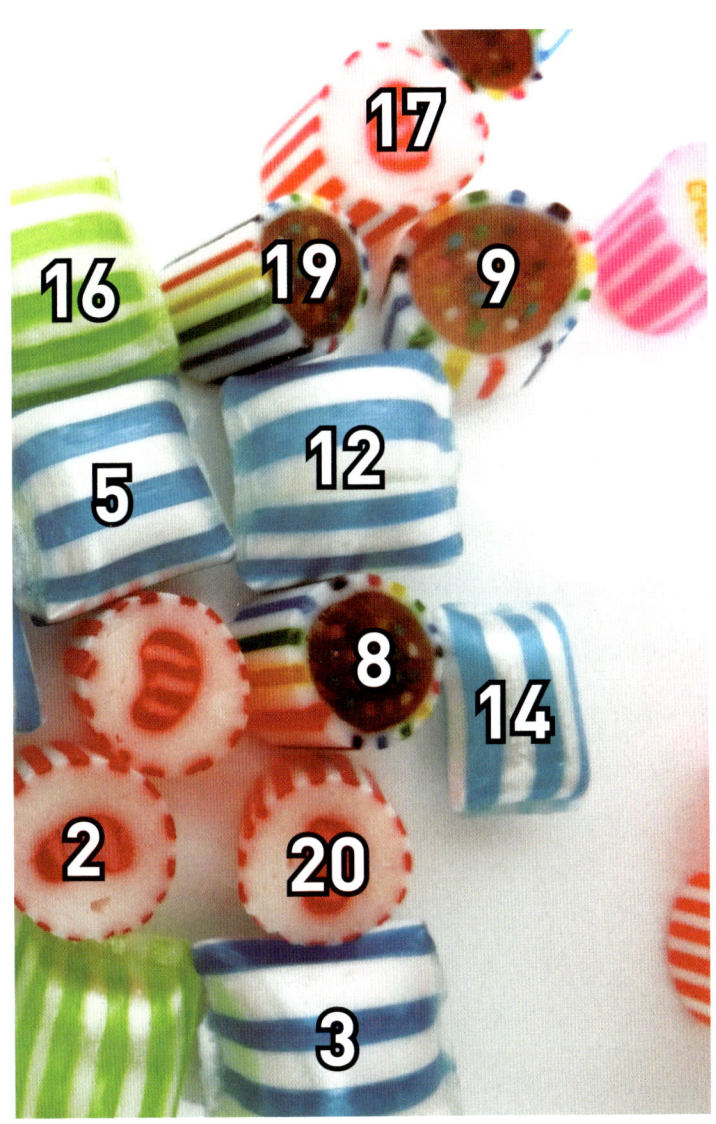

Training

미로를 빠져나가세요.

'Start'에서 'Goal'까지, 손가락으로 길을 찾고 눈으로 따라가며 미로를 빠져나가세요.

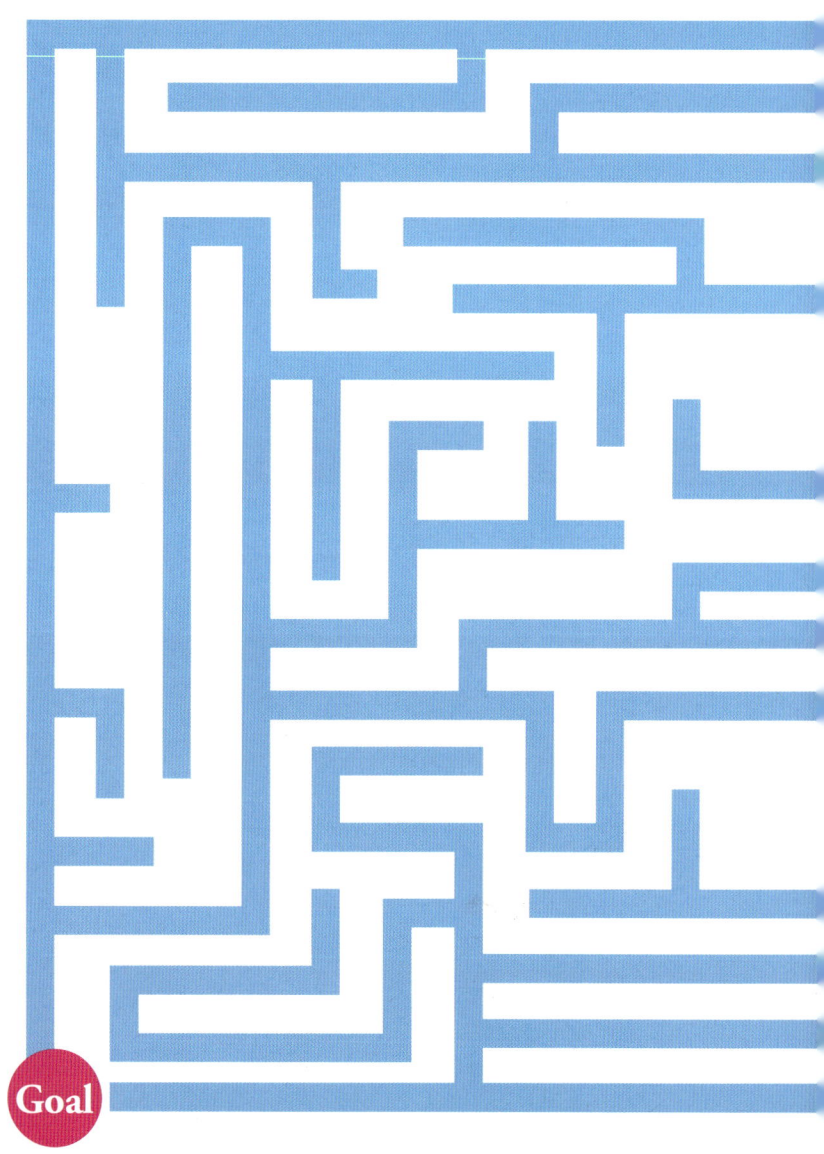

빠른 속도로 미로를
빠져나가세요.

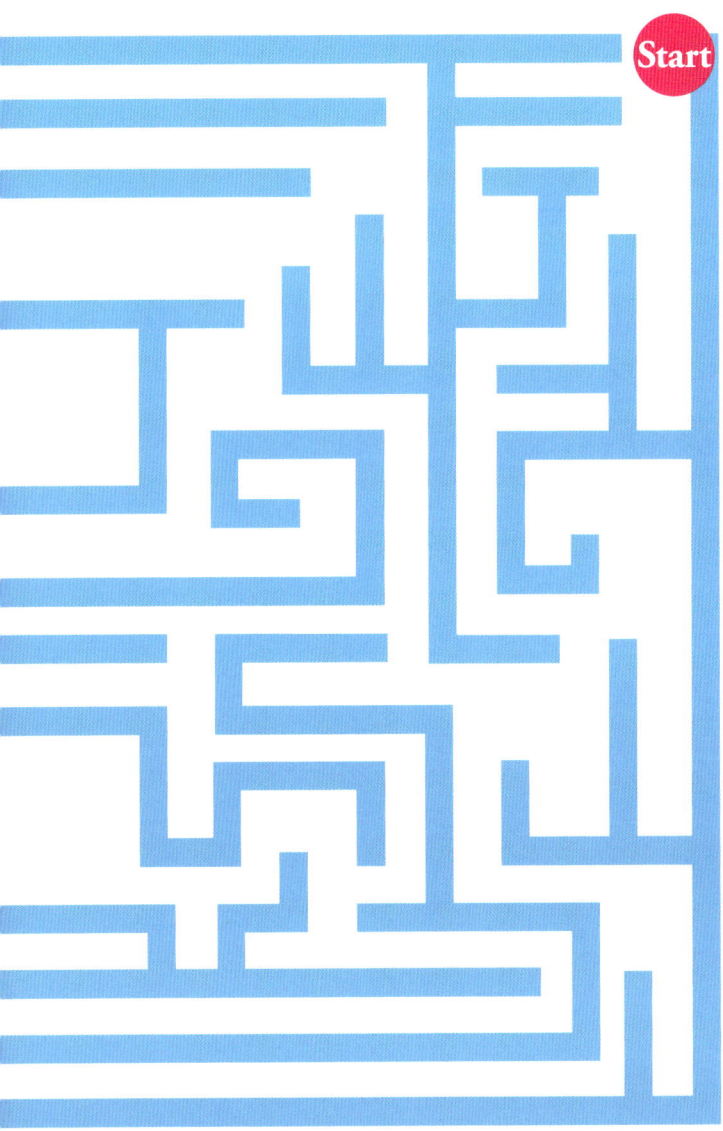

Training

꽃밭을 바라보세요.

곱고 화려한 꽃밭이 있습니다. 멀리 있는 숲에서 가까운 꽃밭까지, 각각의 색깔을 순서대로 바라보세요.

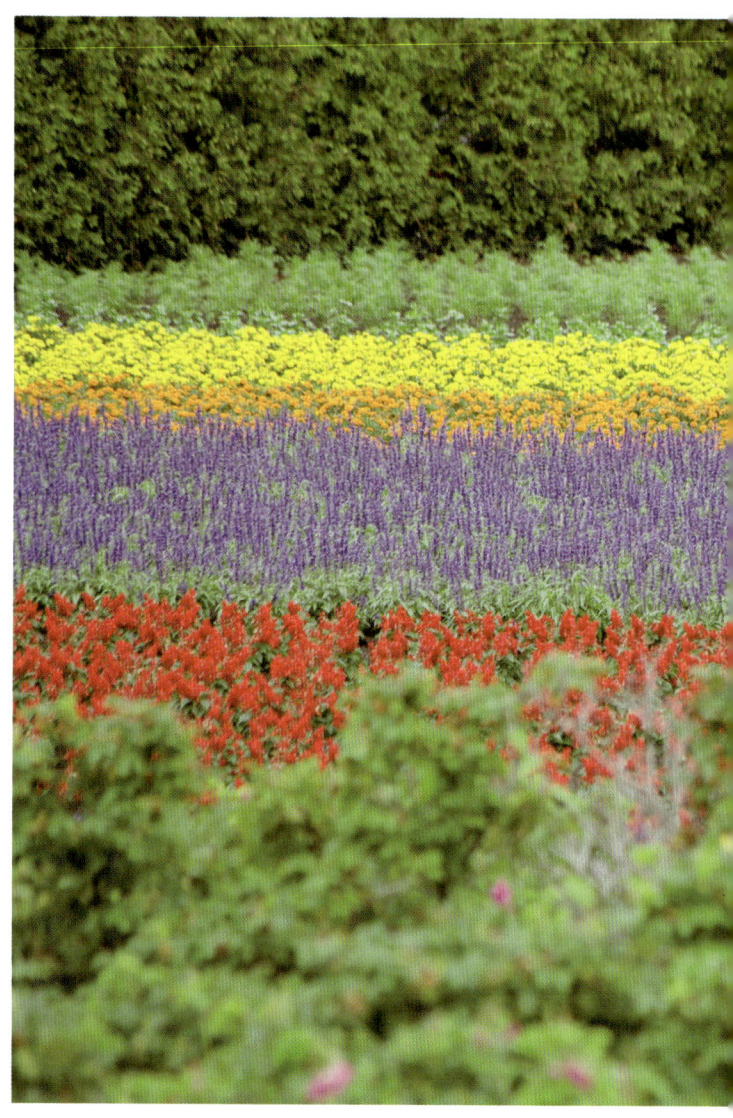

눈만 움직이세요.

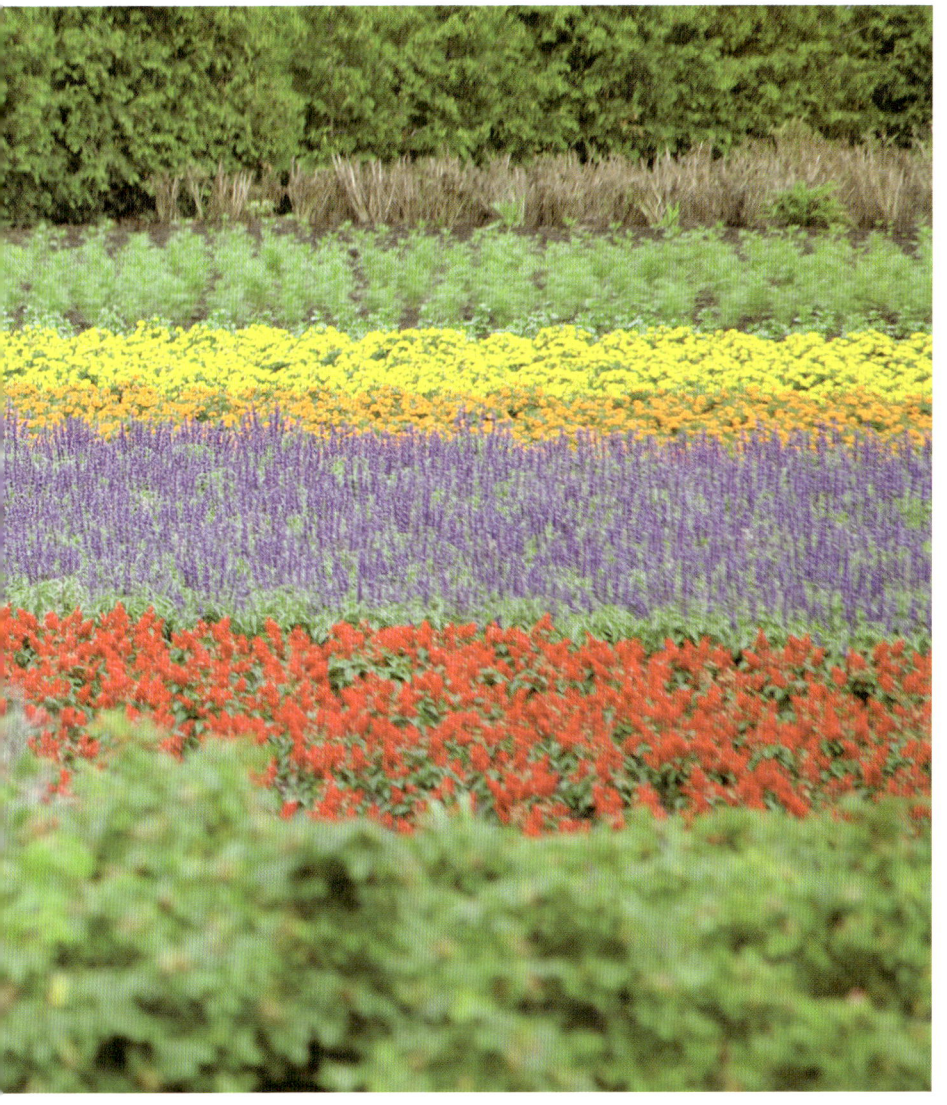

Training

먼 곳과 가까운 곳을 번갈아 가며 보세요.

멀리 있는 산과 가까이에 있는 계곡을 번갈아 가며 보세요.

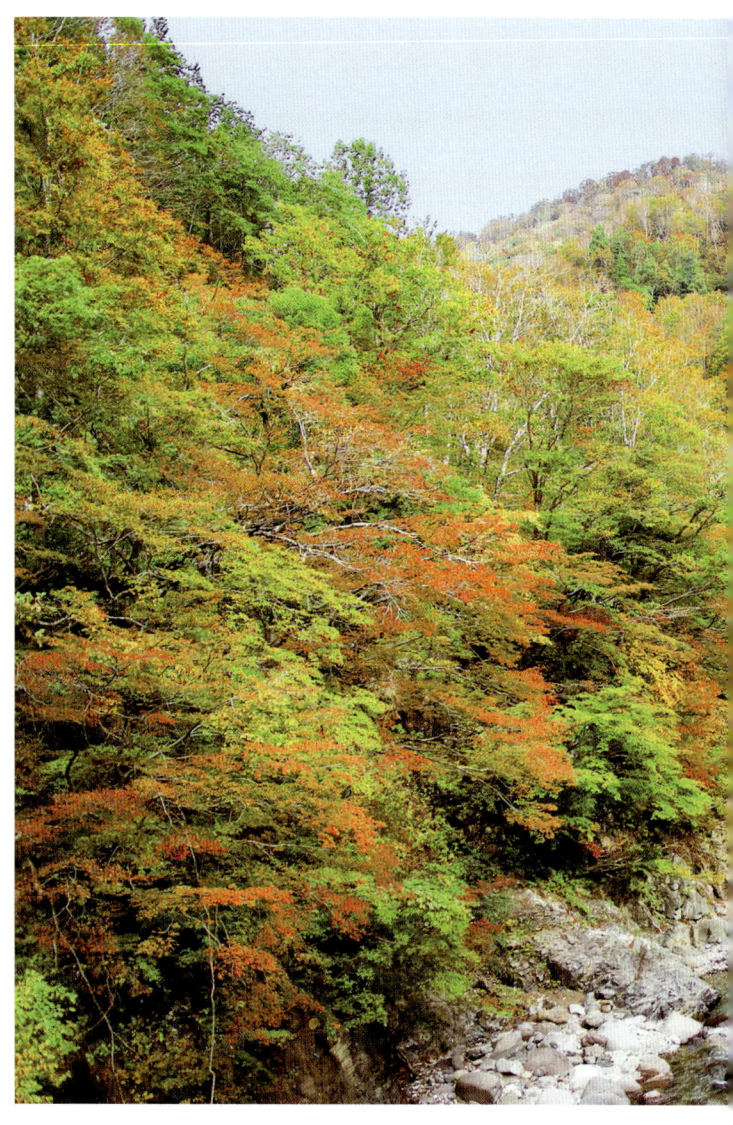

답 ···▶ 230쪽

눈만 움직이며 3초씩 10회 번갈아 보세요.

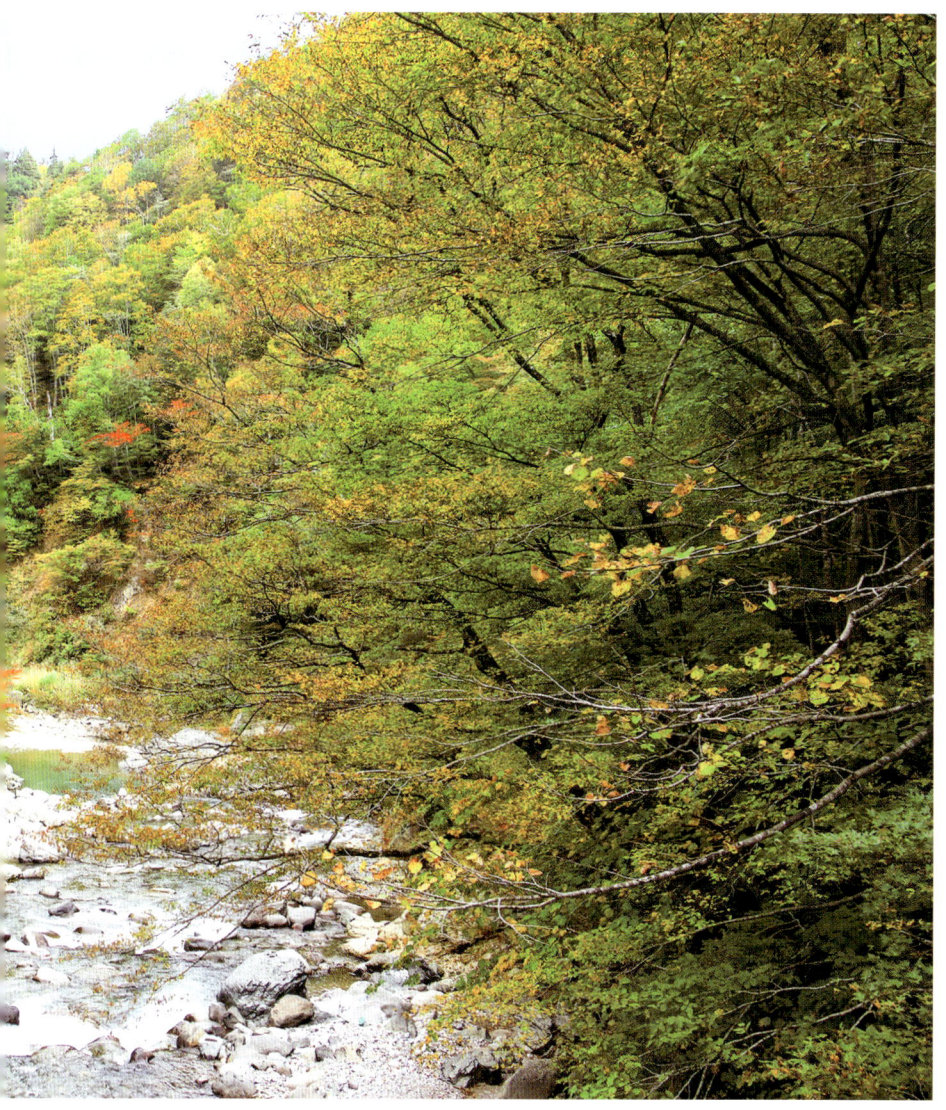

Training

3점 눈 몰아 뜨기 트레이닝

효과 이 트레이닝을 꾸준히 하면 초점 조절 능력이 좋아집니다.
검은자위를 안쪽으로 몰아 뜨면 초점을
조절하는 눈 안쪽 근육을 풀어줄 수 있습니다.

① 68쪽의 3점 눈 몰아 뜨기 시트를 사용하세요.
점선이 밖으로 오게 접어서 시트를 좀 더
단단하게 만드세요.

② 두 손으로 시트를 잡고 빨간 선이 그려진 곳에
코를 대고서 수평이 되게 합니다.

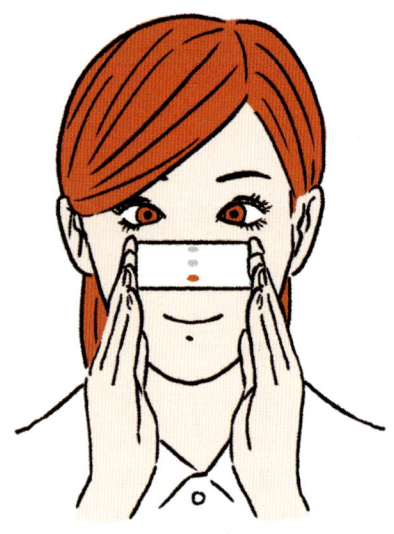

③ 눈에서 가장 가까운 네모 안의 중심(검은 점)을
눈을 몰아 뜬 채로 1초간 보세요.

하루에 3회, 1회 3세트씩 하세요.
안경이나 콘택트렌즈를 착용한 상태에서도 OK!

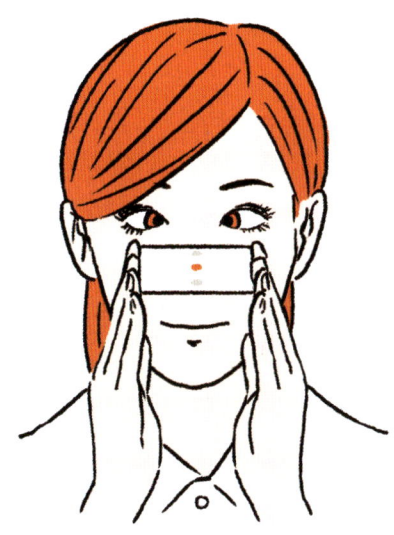

❹ 가운데에 있는 네모 안의 중심(검은 점)을 눈을 몰아 뜬 채로 1초간 보세요.

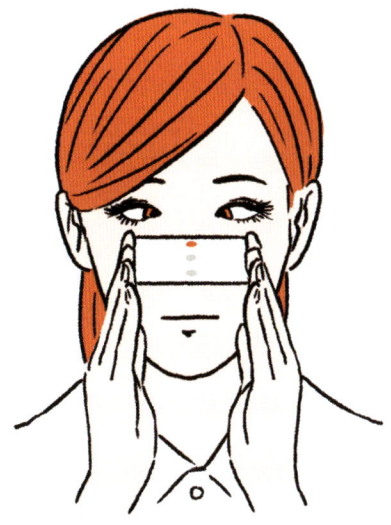

❺ 눈에서 가장 멀리 있는 네모 안의 중심(검은 점)을 눈을 몰아 뜬 채로 1초간 보세요.

Training

눈 깜박임 트레이닝

효과 이 트레이닝을 꾸준히 하면 눈 주위 근육이 단련되고, 안구건조증에 도움이 됩니다.

눈을 반복해서 감고 뜨면 수정체를 조절하여 초점을 맞추는 모양체근과 눈 주위의 안륜근(眼輪筋)이 단련되고 눈물 분비가 촉진됩니다.

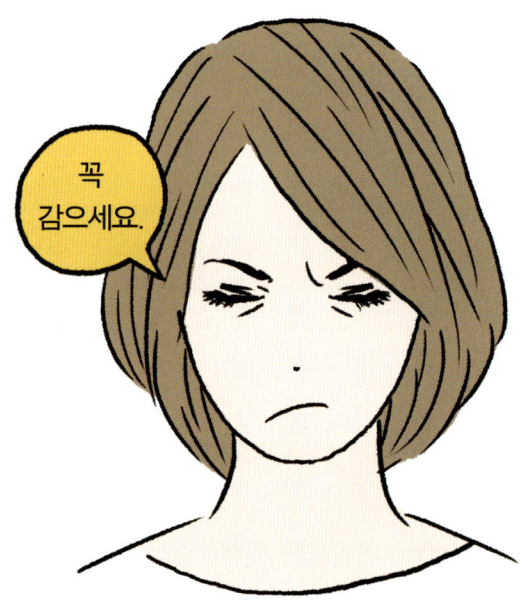

❶ 눈을 2초간 꼭 감으세요.

하루에 3회씩!

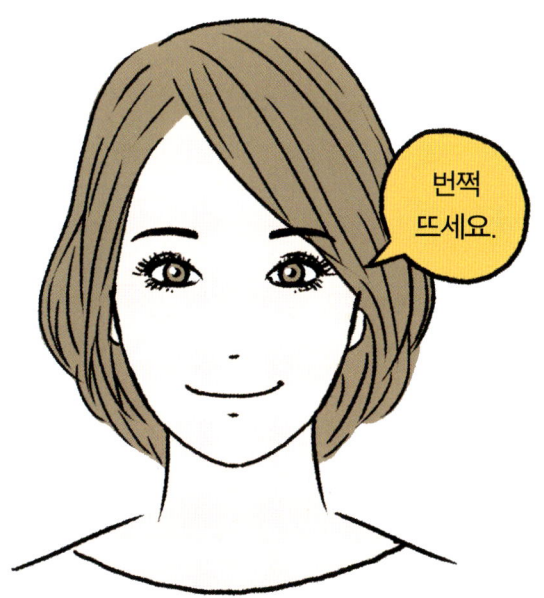

❷ 눈을 2초간 번쩍 뜨세요.
❶과 ❷를 10회 반복하세요.

Training

원근 슬라이드 트레이닝

효과 이 트레이닝을 꾸준히 하면 초점 조절 능력이 좋아집니다.

먼 곳과 가까운 곳을 번갈아 보면, 수정체를 조절하여 초점을 맞추는 모양체근이 단련됩니다. 먼 곳을 보면 모양체근이 이완하고, 가까운 곳을 보면 모양체근이 수축합니다.

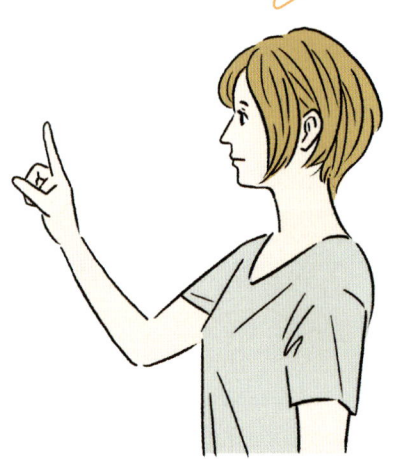

원안: 검지가 또렷하게 보이는 거리가 30센티미터를 넘으면 노안일 수 있습니다.

❶ 팔을 굽히고 검지를 세우세요.

하루에 3회씩!

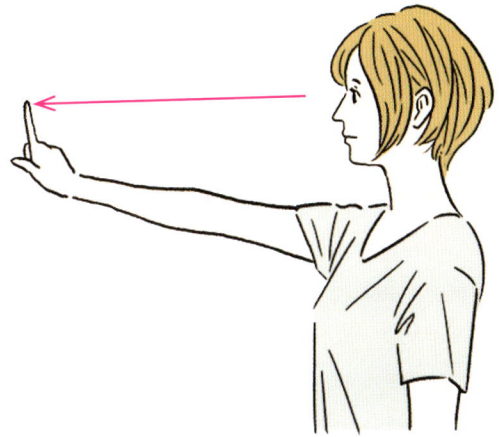

❷ 팔을 뻗어 검지 손톱에 초점을 맞추세요.

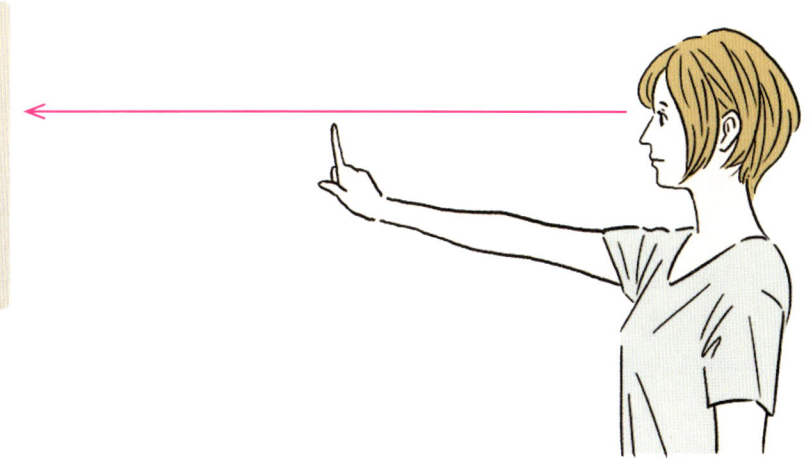

❸ 검지를 세운 채 약 3~5미터 뒤쪽에 있는 벽을 보세요.

❹ ❶ ~ ❸ 을 5회 반복하세요.

Training

8점 빙글빙글 트레이닝

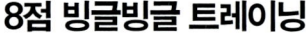 이 트레이닝을 꾸준히 하면 눈 주위 근육이 단련되고 혈액 순환이 좋아집니다.

얼굴은 정면을 보고, 눈동자만 크게 돌립니다.
이렇게 하면 눈 주위에 있는 외안근(外眼筋)이 움직이면서 눈의 혈액 순환이 좋아집니다.

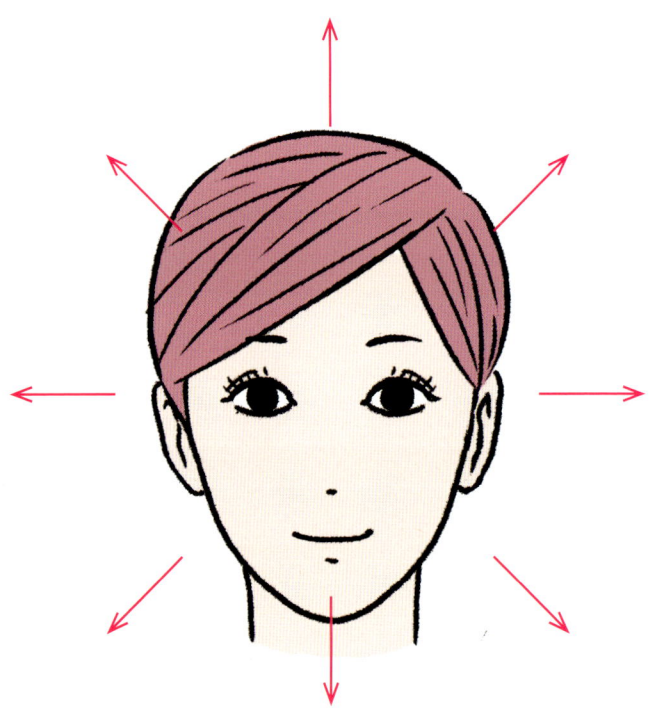

❶ 얼굴은 정면을 봅니다.

하루에 3~5회씩 하세요.

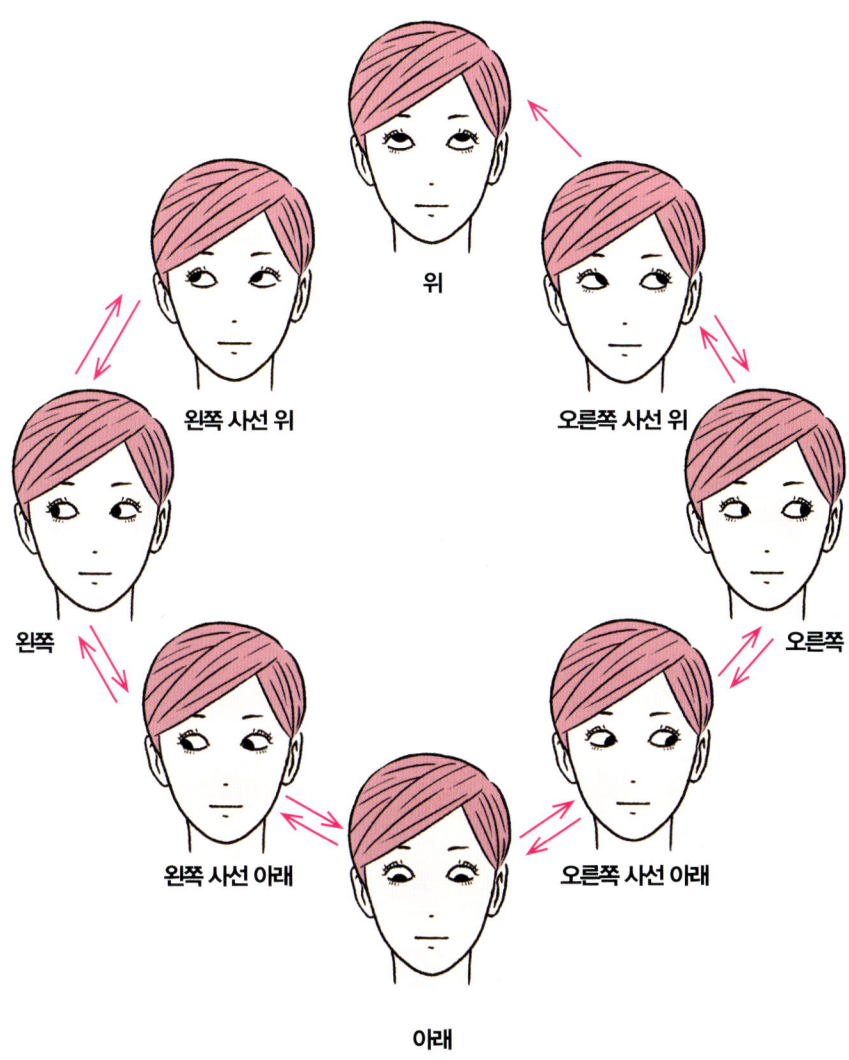

❷ 눈동자를 시계 방향과 반시계 방향으로 움직이며
각 점마다 1초씩 응시합니다.

Training

눈꺼풀 트레이닝

효과 이 트레이닝을 꾸준히 하면 눈 주위에 주름을 만들지 않고도 다양한 표정을 지을 수 있고, 다크서클과 눈 처짐을 예방하며 눈동자가 커 보이는 효과가 있습니다.

이 트레이닝을 할 때 입꼬리와 뺨을 올리는 '얼굴 근육 체조 (일명 모델 스마일 체조)'를 함께 하면 효과가 더욱 큽니다.

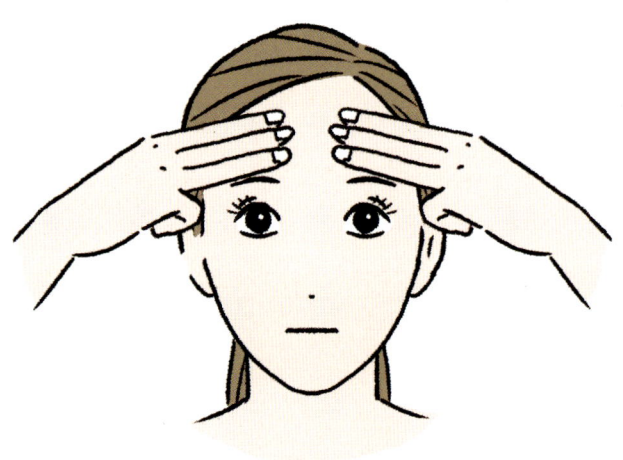

① 눈을 크게 뜹니다. 손가락을 이마에 대서 주름이 지지 않도록 합니다.

얼굴 근육 체조

▶ **입꼬리올림근 트레이닝**
얼굴을 움직여서 입꼬리 바로 위에 있는 입꼬리올림근을 좌우 번갈아 가며 올립니다.

▶ **큰광대근 트레이닝**
양쪽 입꼬리에 손가락을 가볍게 대고 비스듬히 위쪽으로 좌우 번갈아 가며 올립니다.

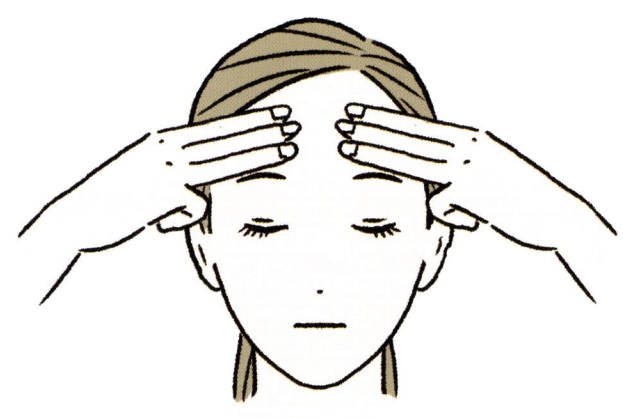

❷ 이마 근육을 움직이지 말고 눈을 떴다 감았다 합니다.

눈을 뜰 때 이마 근육(전두근)이 아닌, 눈꺼풀 근육(윗눈꺼풀올림근)을 사용하는 것이 목적입니다.

▶ **작은광대근 트레이닝**
손가락으로 콧방울의 양옆을 잡고 들어 올립니다
(윗입술이 들어 올려질 정도로).

▶ **윗입술올림근 트레이닝**
앞니가 살짝 보일 정도로 윗입술을 올립니다
(이때, 손은 사용하지 않습니다).

Training

눈에 좋은 지압점

한의학에서 말하는 '혈' 자리를 자극하여 눈의 기능을 개선합니다. 눈을 직접 누르지 않도록 조심하세요!

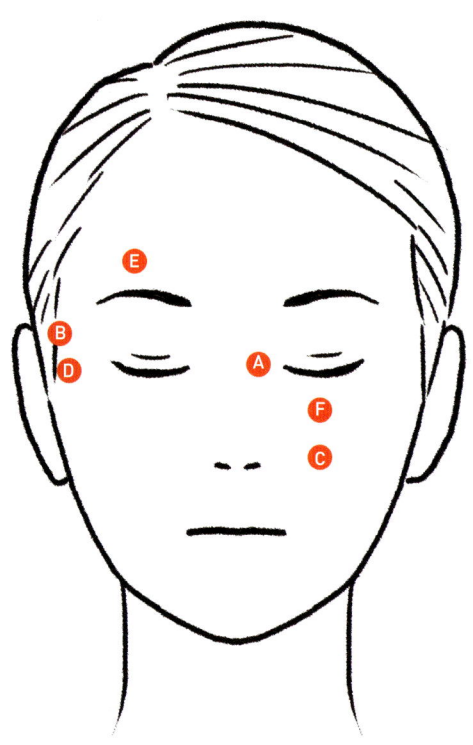

※혈 자리는 좌우 대칭하는 자리에 있습니다.

A 정명 睛明 … 눈을 밝게 하고 백내장과 녹내장에 좋습니다.
정명혈은 눈의 바로 앞머리 쪽에 있는 혈자리.

B 태양 太陽 … 피로하고 침침한 눈에 좋습니다.
관자놀이.

C 관료 顴髎 … 얼굴 붓기와 피부 탄력, 치통, 안면마비에 좋습니다.
광대뼈가 튀어나온 아래쪽 오목한 곳.

D 동자료 瞳子髎 … 시력 저하와 두통에 좋습니다.
눈꼬리의 바깥쪽으로 엄지 한 마디만큼 떨어진 오목한 곳.

E 양백 陽白 … 통증과 다크서클 완화에 좋습니다.
눈동자의 중앙 위쪽, 눈썹에서 엄지 한 마디만큼 올라간 곳.

F 사백 四白 … 눈의 피로와 얼굴 붓기에 좋습니다.
눈동자를 기준으로 3센티미터 정도 내려온 곳.

3점 눈 몰아 뜨기 시트

절취선을 따라 시트를 자르고(복사해서 사용하셔도 됩니다),
접는 선을 따라 점선이 밖으로 오게 접은 후,
빨간 선을 코에 대세요.(사용법 → 56쪽)

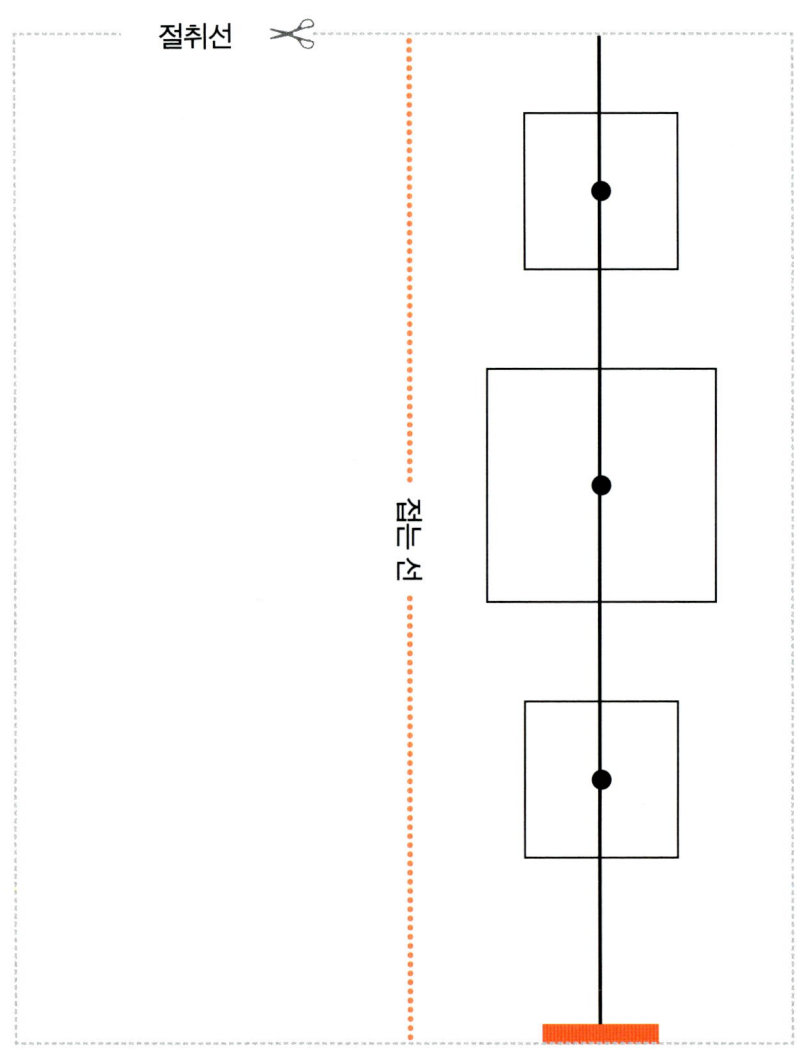

3점 눈 몰아 뜨기 시트

사무실에서 쓰세요.

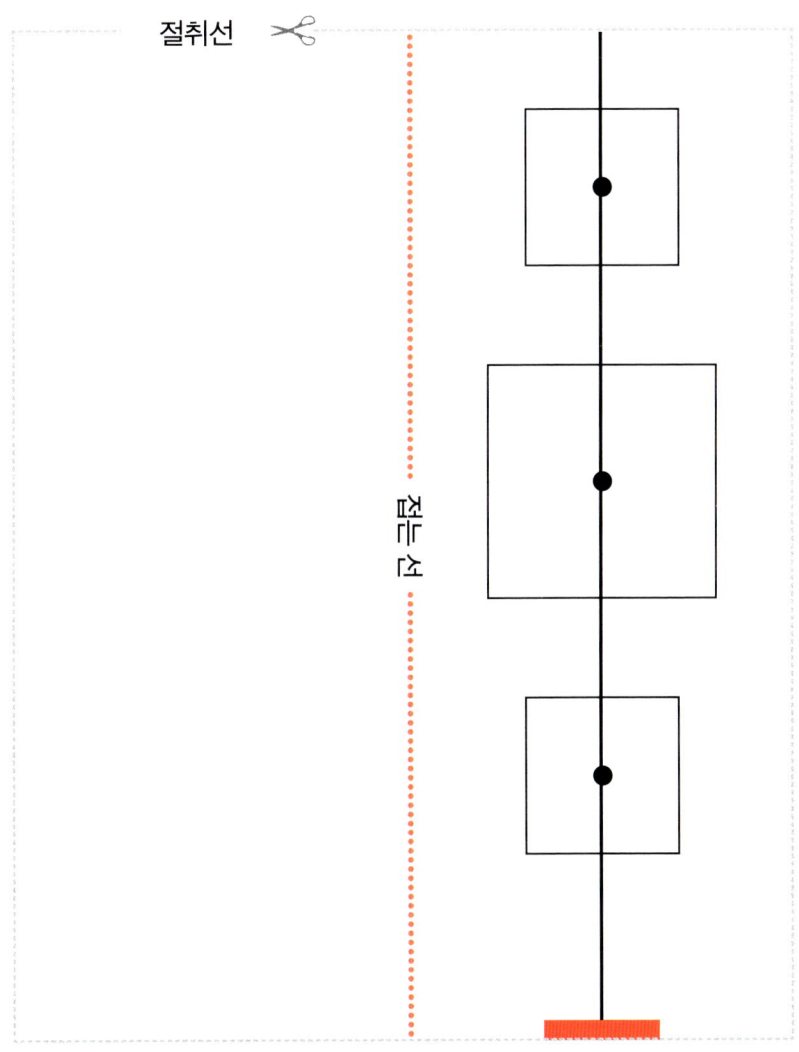

3점 눈 몰아 뜨기 시트

집에서 쓰세요.

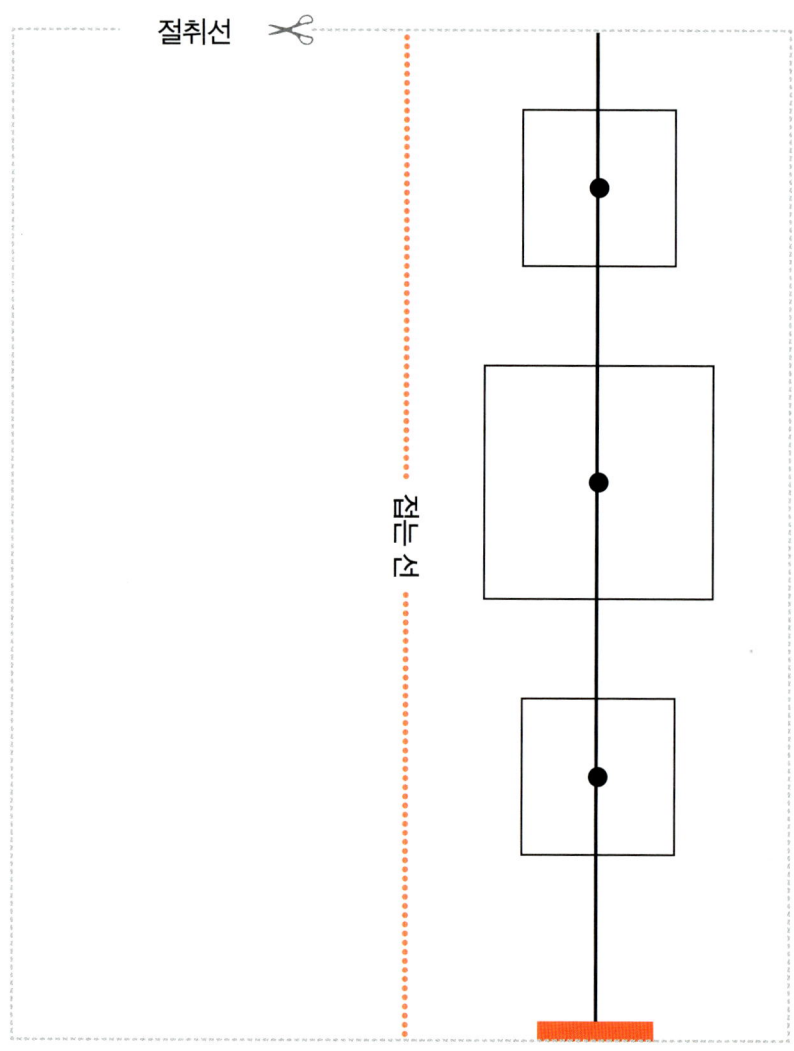

3점 눈 몰아 뜨기 시트 외출할 때 쓰세요.

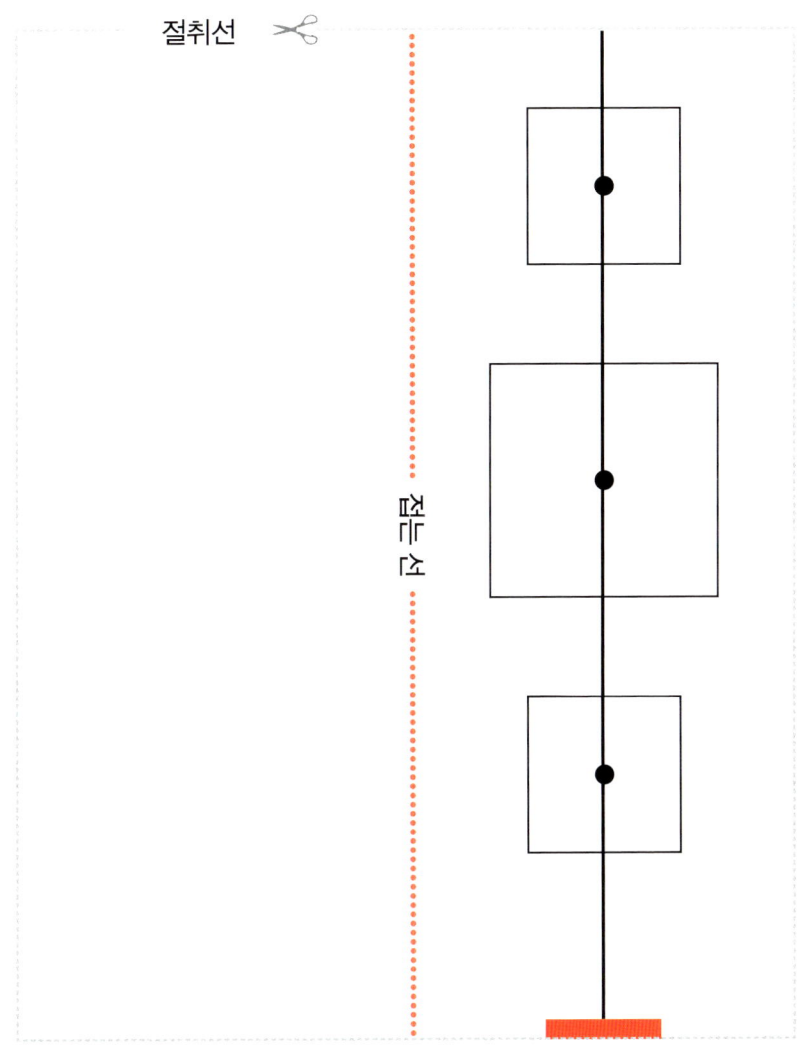

보기만 해도
눈이
좋아진다

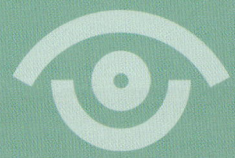

PROLOGUE

여러분은 스마트폰이나 컴퓨터 화면을 하루에 얼마나 들여다보시나요?

2017년 11월 연합뉴스에 따르면, 서울이 스마트폰 보급률 순위에서 전 세계 500개 도시 중 2위에 올랐다고 합니다.

이 지수는 스마트폰 보급률, 인터넷 속도, 와이파이 무선인터넷 구역, 스마트 빌딩, 차량 공유 서비스, 생활 수준, 쓰레기 재활용, 디지털 행정 등 19개 항목을 기준으로 매긴 것입니다. 이에 따라 스마트폰 중독과 과(過) 의존 문제의 심각성이 사회현상으로까지 지적받고 있습니다.

컴퓨터와 스마트폰이 보급되면서 우리 삶은 편리해졌습니다. 언제 어디서든 인터넷으로 원하는 물건을 구입하거나 궁금한 것을 검색할 수 있고, SNS 등을 통해 전 세계 사람들과 쉽게 소통할 수도 있습니다.

그러나 편리해졌다고 마냥 기뻐할 수만은 없는 상황이 벌어지고 있습니다. 지금까지 혹사당한 눈이 괴로워하고 있기 때문입니다.

호주의 브라이언 홀덴Brien Holden 시각 연구소에 따르면, 2000년에 전 세계 인구의 23퍼센트인 약 14억 명이 근시였고, 이 중 1억 6천만 명이 고도 근시임을 확인했다고 합니다. 또, 2050년에는 전 세계 인구의 64퍼센트인 47억 6천만 명이 근시가 되며, 그중 9억 4천만 명이 고도 근시가 될 것이라고 예측했습니다. 그 주요 원인으로 디지털 기기의 발달을 꼽았습니다. 이는 우리가 현재 스마트폰이나 컴퓨터 등의 디지털 기기를 장시간 들여다보며 눈을 혹사하고 있음을 말합니다.

우리 인간은 시각, 청각, 후각, 미각, 촉각 등 다섯 가지 감각을 통해 외부 정보를 받아들입니다. 그런데 이 가운데 시각을 통해 얻는 정보가 80퍼센트 이상을 차지합니다. 눈은 그만큼 중요한 기관입니다. 그러나 많은 사람이 이러한 사실을 인지하지 못하고 계속해서 눈을 혹사하고 있습니다.

우리 인체는 빛의 밝기가 달라지기만 해도 우울증을 겪거나 생체 시계에 영향을 받는 등 외부 정보에 매우 민감합니다. 만약 눈을 통해 얻을 수 있었던 정보가 차단되거나 혹은 정보를 얻기 어려워진다면 어떻게 될까요? 체내의 호르몬 균형이 깨지거나 정신적으로 좋지 않은 영향을 받을 가능성을 결코 배제할 수 없을 겁니다.

사람들은 눈이 보이지 않게 되거나 상황이 심각해져서야 병원을 찾지만, 때는 이미 늦습니다. 그러니 하루라도 빨리 눈 운동과 관리를 꾸준히 하여 좋지 않은 상황을 예방하는 것이 제일 좋습니다.

눈도 몸의 일부입니다. 눈에 관한 좋지 않은 것들은 온몸의 건강 유지와도 크게 연관되어 있습니다. 그래서 식사나 운동, 수면과 같은 생활 습관을 바로잡으면 눈 외에 온몸의 건강을 챙길 수 있습니다.

이 책에는 눈의 여러 가지 문제점을 예방하고 온몸의 노화를 막는 구체적인 방법이 있습니다. 우선은 눈에 대해 알아야 합니다. 그런 다음에는 눈의 건강 상태를 확인하고, 그 상태에 맞춰서 현재 우리에게 가능한 것부터 시작해야 합니다. 가족들에게도 눈 트레이닝을 권해보면 어떨까요? 눈이 건강하면 몸과 마음이 긍정적으로 바뀌어 즐겁고 활기차게 하루하루를 살 수 있습니다. 부디 이 책이 여러분의 건강한 삶에 도움이 되기를 바랍니다.

CONTENTS

보기만 해도 눈이 좋아진다
이 책을 보는 방법   5

Training
글자 크기가 다른 알파벳을 순서대로 찾아보세요.   6
두 판다를 보고 서로 다른 부분을 네 군데 찾아보세요.   8
똑같은 모양의 귤 상자는 어느 것일까요?   10
똑같은 개는 어디에 있을까요?   12
두 마을의 다른 부분을 찾아보세요.   14
나무를 관통한 화살은 어느 것일까요?   16
크기가 똑같은 도넛은 어느 것과 어느 것일까요?   17
색깔이 다른 크레파스를 순서대로 보세요.   18
똑같은 조개껍데기는 어디에 있을까요?   20
어느 고양이가 클까요?   22
뒤에 있는 사람은 누구일까요?   23
잉어는 모두 몇 마리일까요?   24
딸기는 모두 몇 개일까요?   25
눈을 뜨고 있는 동물은 어느 동물일까요?   26

단어를 만들어 보세요. 28
순서대로 숫자를 따라가세요. 29
타원형 트레이닝 30
숨어 있는 숫자를 찾으세요. 32
찾아서 터치하세요. 34
지그재그 트레이닝 36
둘 중 어느 자전거가 클까요? 38
똑같이 생긴 루어를 찾아보세요. 40
조각이 맞지 않아요! 42
똑같은 숟가락은 어느 것일까요? 44
주황색 리본과 파란색 리본을 따라가세요. 46
숫자를 따라가세요. 48
미로를 빠져나가세요. 50
꽃밭을 바라보세요. 52
먼 곳과 가까운 곳을 번갈아 가며 보세요. 54
3점 눈 몰아 뜨기 트레이닝 56
눈 깜박임 트레이닝 58
원근 슬라이드 트레이닝 60
8점 빙글빙글 트레이닝 62
눈꺼풀 트레이닝 64
눈에 좋은 지압점 66
3점 눈 몰아 뜨기 시트 68

CONTENTS

PROLOGUE   73

PART 1 눈이 좋아지면 온몸이 젊어진다

눈에 많은 부담을 주는 '스마트폰 노안'   82
눈을 보면 당신의 건강 상태를 알 수 있다   89
눈 건강을 좌우하는 스트레스   97
'본다'는 것은 눈과 뇌의 공동 작업   101
눈 트레이닝을 하면 눈이 좋아진다!   108

PART 2 몸 안에서부터 눈을 좋게 하자

렌즈의 초점 조절력이 떨어지면 - 노안   116
눈 트레이닝과 함께하면 좋을 노안 관리   124
알아두면 좋을 눈 질환 [안구건조증]   131
알아두면 좋을 눈 질환 [백내장]   135
알아두면 좋을 눈 질환 [녹내장]   140
알아두면 좋을 눈 질환 [노인황반변성]   145
알아두면 좋을 눈 질환 [당뇨병성 망막증]   152
눈이 좋아지는 최강 비타민   157
컴퓨터나 스마트폰과 적당히 거리를 두자   165
눈을 위한 라이프스타일이 온몸을 지킨다   172
눈의 피로를 덜어주는 실내 공간   177
안과에서 처방받은 안약을 사용하자   183

PART 3 몸 바깥쪽에서부터 눈을 좋게 하자

눈이 피로할 때는 온찜질하기 194
짙은 눈 화장이 눈의 노화를 촉진하다 199
자외선을 피하려면 선글라스가 필수! 208
'다크서클'을 줄이는 세 가지 대책 215

눈 트레이닝의 해답과 해설 221
근거리 시력표 231

COLUMN

❶ 나이가 들면 눈물도 많아진다!? 113
❷ 눈에 좋은 차를 마시며 충전하자 191

PART 1

눈이 좋아지면 온몸이 젊어진다

Eyes and anti-aging

Eyes Care

눈에 많은 부담을 주는 '스마트폰 노안'

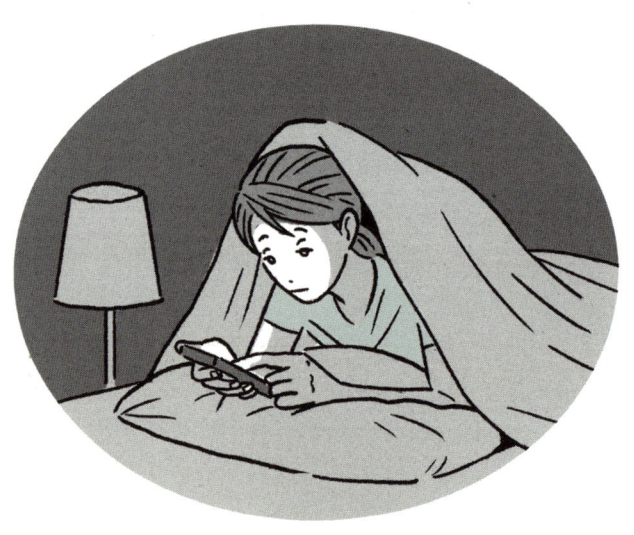

어두운 곳에서 스마트폰을 보는 것이 가장 나쁘다.

젊은 세대에서 급증하는
'스마트폰 노안'

'노안'은 나이가 들면서 가까운 사물이 잘 보이지 않게 되는 증상을 말하며, 일반적으로는 40세 전후에 일어난다고 알려져 있다. 그러나 최근에는 20~30대의 젊은 세대 사이에서도 노안과 똑같은 증상이 확산되고 있다.

"작은 글씨가 뿌옇게 보여요."
"가까이에 있는 사물이 잘 보이지 않아서 눈이 쉽게 피로해져요."
"저녁이 되면 스마트폰 화면이 잘 보이지 않아요."

이러한 증상을 호소하며 안과를 찾는 젊은이가 급증하고 있다.
그 이유는 컴퓨터나 스마트폰, 태블릿, 게임 단말기와 같은 전자기기 화면을 오래 들여다보느라 많은 젊은이의 눈과 온몸에 쌓인 피로 때문이다. 이를 'VDT 증후군Visual Display Terminal Syndrome'이라고 하며, 대중언론에서는 '스마트폰 노안'이라 부르기도 한다.

우리 눈은 사물을 볼 때 모양체근ciliaris이라는 근육이 눈 안에서 렌즈 역할을 하는 수정체의 두께를 조절하여 초점을 맞춘다. 좀 더 구체적으로 말하면, 가까운 곳을 볼 때는 렌즈수정체가 두꺼워지고 먼 곳을 볼 때는 렌즈수정체가 얇아진다. 이것은 카메라 렌즈로 피사체에 초점을 맞추는 것과 원리가 비슷하다.

일반적인 노안은 나이가 들어감에 따라 이 초점 조절력이 저하된다. 이에 비해 스마트폰 노안은 전자기기의 화면을 장시간 바라보아 눈을 혹사한 탓에 수정체의 두께를 바꾸어 초점을 조절하는 모양체근의 근력이 떨어져서 일시적으로 초점 조절력이 저하되어 나타난다.

젊은 세대에서는 이미 스마트폰 없는 삶은 상상하기 어려울 정도로 하루 종일 스마트폰을 들여다보며 사는 것이 일상으로 자리 잡았다. 스마트폰 노안은 이제 피하기 어려운 현대병의 하나다.

혹시 내 눈도
굳어 있는 건 아닐까?

스마트폰 노안은 어깨 결림이나 요통을 떠올리면 이해하기 쉽다.

예컨대, 책상에 앉아서 컴퓨터로 일하는 사람은 자기도 모르게 목을 앞으로 빼서 어깨가 굽은 채로 하루 종일 컴퓨터를 바라볼 때가 많다. 이렇게 날마다 같은 자세로 일하면, 근육이 긴장하여 어깨 결림이 발생할 수밖에 없다. 이 증상이 심해지면 만성적으로 굳어져서 어지간해서는 풀리지 않게 된다. 또, 눈의 초점 조절력 저하도 모양체근이 딱딱하게 '굳어서' 일어난다.

스마트폰 노안은 온종일 15~20센티미터의 가까운 거리에서 계속 스마트폰 화면을 들여다보는 사람에게서 특히 더 발생하기 쉽고, 그대로 방치했다가는 진짜 노안의 시기가 빨라지는 것은 물론이고 안구건조증이나 안정피로와 같은 눈 질환이 쉽게 발생할 수도 있다.

스마트폰 노안은 꼭 젊은이에게만 해당하는 문제가 아니다. 요즘에는 어린이에서 노년 세대에 이르기까지 폭넓은 세대가 일상적으로 스마트폰이나 태블릿을 사용하기 때문이다.

일단 수중에 들어온 편리한 IT 기기를 손에서 놓기란 현실적으로 불가능하지만, 우리가 상상하는 것 이상으로 날마다 눈을 혹사하고 있다는 사실은 알고 있어야 한다.

스마트폰 노안은
눈 스트레칭으로
해소할 수 있다!

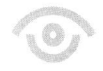

    스마트폰 노안은 일반적인 노안과 증상이 비슷하지만, 어디까지나 눈을 너무 많이 사용해서 일시적으로 초점 조절력이 저하되어 나타나는 증상일 뿐이다.

    수정체 자체가 딱딱해진 것은 아니므로 '굳은' 모양체근을 풀어주면 수정체의 두께는 다시 자유자재로 바뀐다. 이는 어깨 결림이 심하더라도 몸을 충분히 쉬고 운동이나 마사지, 스트레칭 등을 하면 증상이 서서히 해소되는 것과 비슷하다.

    스마트폰 노안은 노력하기에 따라 얼마든지 개선할 수 있다. 그렇다면 과연 어떤 노력을 해야 할까?

    우선은 컴퓨터나 스마트폰, 태블릿 등의 화면 보는 시간을 되도록 줄인다.

'전철이나 버스를 타고 이동할 때는 스마트폰을 꺼내지 않고 창밖의 경치 바라보기'
'식사 중에는 스마트폰을 보지 않고 음식에 집중하기'
'잠자리에서 스마트폰 보지 않기'

이런 것들만 실천해도 스마트폰을 보는 시간이 확연히 줄어든다.
혹은 좀 더 적극적으로, 인터넷과 연결되어 있지 않은 상태를 유지하는 '디지털 디톡스 Digital detox'를 실천해 보는 것도 좋다. 간단한 방법에서부터 스마트폰 의존증을 끊기 위해 무인도 투어에 참여하는 극단적인 방법에 이르기까지, 실천할 수 있는 메뉴는 다양하다.

'일요일에는 스마트폰이나 컴퓨터를 사용하지 않기'
'등산과 같은 취미 활동을 하며 인터넷 환경에서 벗어나기'

우선은 위와 같은 방법으로 눈을 쉬게 해보자.
또한, 모양체근 스트레칭으로 '굳어' 있는 근육을 풀어주면 더욱 큰 효과를 기대할 수 있다. 운동하면 몸이 단련되듯이 이 책에서 소개하는 '눈 트레이닝'을 따라 하면 모양체근을 강화할 수 있다. 날마다 눈 트레이닝을 실천하여 초점 조절 능력을 회복해보자.

눈을 보면
당신의 건강 상태를
알 수 있다

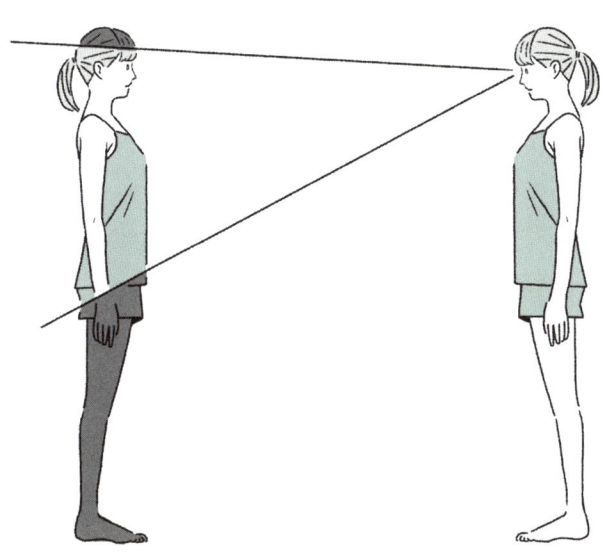

눈을 보면 당신의 몸을 알 수 있다.

눈의 피로가
온몸을
뻐근하게 한다

앞에서 언급한 스마트폰 노안은 단순히 눈만의 문제가 아니다. 컴퓨터나 스마트폰을 사용하는 자세에도 문제가 있기 때문이다.

컴퓨터를 사용하며 일에 집중하거나 장시간 스마트폰을 만지작거릴 때 당신은 어떤 자세로 하는가? 아마도 목이나 어깨를 같은 위치에서 같은 자세로 오랫동안 유지할 것이다. 안타깝게도 이렇게 장시간 같은 자세를 취하면 혈액이 잘 순환되지 못해서 어깨 결림이나 목의 결림, 두통 등이 일어난다.

이런 상태가 스마트폰 노안으로 발전해서 컴퓨터나 스마트폰의 화면이 잘 보이지 않게 되면 사람들은 인상을 찌푸리며 목을 더욱 앞으로 뺀다. 그러면 목이나 어깨에 더 큰 부담이 가해져서 결국 결림이나 통증이 심해진다. 이러한 결림과 통증은 목이나 어깨를 지나 등이나 허리에까지 영향을 끼친다.

또한, 컴퓨터나 스마트폰으로 장시간 눈을 혹사하면, 눈 안의 렌즈는 계속 초점을 맞추느라 무리하게 된다. 그래서 미간에 주름이 잡히고 눈이 찌푸려지는 등 얼굴까지 굳어져서 눈 주변 근육이 긴장 상태에 놓이고 만다. 이렇게 생긴 안정피로는 어깨 결림이나 두통의 원인으로 작용한다.

앞서 말했듯, 컴퓨터나 스마트폰의 화면을 장시간 들여다보면 눈의 초점 조절에 공헌하는 모양체근이 그대로 굳어버린다. 그런데 모양체근이 긴장한 상태로 굳어버리면 자율신경의 균형이 무너진다. 자율신경이 모양체근의 조절을 담당하기 때문이다.

자율신경은 우리 몸의 호흡, 순환, 체온 조절, 소화 등 생명 유지에 빼놓을 수 없는 반사 활동을 지배하는 신경인데, 이것은 교감신경과 부교감신경으로 나뉜다.

교감신경은 낮에 활동하거나 흥분했을 때 작용하고, 부교감신경은 밤이나 휴식을 취할 때 작용한다. 두 신경은 둘 중 어느 하나의 움직임이 많아지면 다른 하나의 움직임은 줄어드는, 일종의 시소 같은 관계를 유지하며 균형을 맞춘다.

컴퓨터나 스마트폰을 장시간 들여다보면 눈 주변이 긴장하여 혈액순환이 나빠지고, 이런 상태가 계속되면 자율신경 중에서도 교감신경이 우위를 차지하게 된다. 그래서 자율신경의 균형이 무너지면 얼굴은 물론이고 목이며 어깨의 근육까지 모두 긴장 상태가 된다.

목이나 어깨의 근육이 긴장해서 혈액 순환이 나빠지면 그 영향이 눈 주변에까지 미쳐서 결국 눈의 피로가 가중된다. 전자기기의 화면을 장시간 들여다봄으로써 눈의 피로, 목이나 어깨 결림이 발생하고 그것이 다시 눈의 피로를 악화시키는 악순환이 벌어진다.

눈은 온몸의
건강 상태를
반영하는 거울

본래 눈은 온몸의 건강 상태를 반영하는 거울이기도 하다. 그래서 피곤함이나 수면 부족과 같은 컨디션의 난조는 눈가만 보더라도 누구나 쉽게 알 수 있다. 또한, 안과에서 안저眼底, 안구 속의 뒷부분. 망막이 있는 곳를 검사해보면 그 사람의 건강 상태를 금방 알 수 있다. 왜냐하면, 그 사람의 건강 상태, 즉 당뇨병이나 고혈압 등의 질환은 안저의 혈관 상태에 그대로 드러나기 때문이다.

망막의 혈관은 우리 몸의 혈관 가운데 외부에서 살펴볼 수 있는 유일한 혈관이다. 그래서 안과 클리닉의 전용 의료검사기기를 이용하면 혈관이 꾸불꾸불하거나, 가늘어져 있거나, 막혀 있거나, 출혈이 있거나, 혈관 벽이 굳어 있는 모습을 확인할 수 있다.

안과에서는 이러한 혈관의 이상 유무를 알아봄으로써 그 사람의 건강 상태를 파악한다. 종합검진이나 직장의 건강검진 등에서 안저 검사를 실시하는 까닭도 이러한 이유에서다.

당뇨병이 있으면 혈액 속에 비정상적인 당화단백질이 늘어나 모세혈관의 벽이 약해져서 혈관장애가 일어난다. 이 상태가 심해지면 '당뇨병성 망막증'으로 발전한다.

고혈압도 안저의 혈관 모양이나 출혈 유무로 진단을 내릴 수 있다. 고혈압으로 망막의 모세혈관이 손상되면 망막에 혈액이 잘 도달하지 못하게 된다. 이러한 상태를 '고혈압성 망막증'이라고 부르며, 대표적인 증상으로는 시력 감퇴가 있다.

동맥경화도 눈에 드러난다. 동맥경화가 일어나면 동맥이 탄력을 잃어 혈관 벽이 두꺼워진다. 망막 동맥에 동맥경화가 일어나면 이를 '망막 동맥경화'라고 부르며, 눈이 흐릿하거나 시야의 일부가 사라지기도 하고 심하면 시력을 잃기도 한다.

위의 세 가지 질환은 모두 대표적인 생활 습관병으로 서로 밀접하게 연관되어 있다. 이러한 질환을 예방하고 개선하고 싶다면 근본적으로 생활 습관부터 바꾸어야 한다.

'눈'을 건강관리에 활용하자

눈 검사로 알 수 있는 질환은 많다. 예컨대, 아래 눈꺼풀 안쪽이 하얗게 변해 있으면 빈혈이나 위궤양 등이 의심된다. 흰자위가 노랗게 보이면 황달이 있을 수 있고, 간장이나 쓸개의 질환도 의심해볼 수 있다.

콜레스테롤 등의 지방을 지나치게 섭취하는 사람은 눈꺼풀에 '황색종'이라는 노란 종양이 생기기도 하는데 이럴 때는 이상지질혈증을 의심한다.

이렇게 눈에는 온몸의 다양한 건강 상태가 드러난다. 이러한 정보를 건강관리에 충분히 활용하려면 정기적으로 의료 기관의 검사를 받고, 평소에도 눈을 포함한 온몸의 건강관리에 유의해야 한다.

Eyes Care

눈 건강을 좌우하는 스트레스

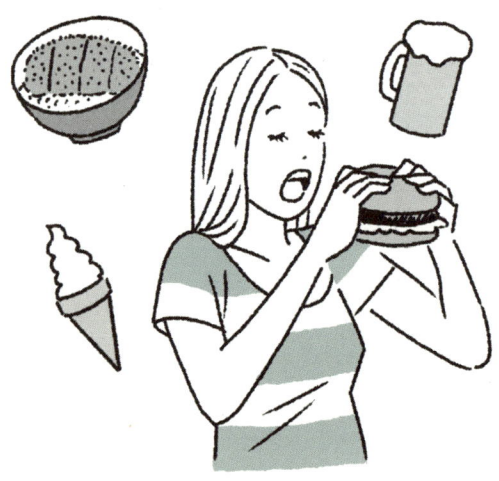

먹는 것으로 스트레스를 풀면 눈에 역효과이다.

눈을 많이 쓰면
혈액이 탁해진다

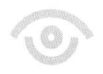

　이미 앞에서 스마트폰 등으로 눈을 혹사하면 눈이 긴장하게 되고, 그 상태가 지속되면 자율신경계 중에서 교감신경이 우위를 차지하게 된다고 이야기했다.

　이 교감신경이 우위를 차지하는 최대 원인은 스트레스다. 스트레스를 느껴서 교감신경이 우세해지면 혈액의 흐름이 나빠져서 체온이 내려간다. 혈액은 눈에 영양과 산소를 공급하는 중요한 역할을 담당한다. 그 흐름이 나빠지면 당연히 눈에도 좋을 리 없다.

　교감신경이 계속해서 우세하면 백혈구의 약 절반을 차지하는 과립구顆粒球가 늘어난다.

　과립구는 본래 우리 몸에 해로운 세균을 공격하는 일을 하지만, 그

양이 늘어나면 오히려 우리 몸이 해를 입는다. 과립구가 죽을 때 방출되는 활성산소가 조직을 산화시켜서 노화가 촉진되고 소화기계의 기능을 떨어뜨려서 위염이나 위궤양이 발생할 수 있기 때문이다. 또, 활성산소의 양이 증가하면 혈액이 산화하여 혈액 자체가 끈적끈적해진다. 혈액이 탁해지면 혈액 순환이 나빠져 눈의 기능이 떨어짐과 동시에 건강까지 잃게 된다.

눈의 긴장을 풀어주는
행복 호르몬

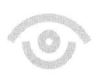

　눈을 포함한 우리 몸을 건강하게 유지하려면 역시 스트레스 관리가 제일 중요하다. 하지만 우리는 날마다 바쁘게 일해야 하고 다양한 인간관계에서 중압감을 느끼는 등 온갖 스트레스를 받으며 살고 있다. 지금 이 글을 쓰는 나 역시 날마다 스트레스를 느낀다.

　현대인이 스트레스에서 완전히 자유로워지기란 매우 어렵다. 그러나 스트레스를 받지 않은 상태에 다가갈 수 있는 몇 가지 방법은 생각해볼 수 있다. 그중 하나가 마음을 편안하게 해주는 '행복 호르몬'을 체내에서 많이 분비시키는 것이다.

　스트레스를 받거나 잠을 제대로 자지 못하면 스트레스 호르몬이라 불리는 코르티솔cortisol이 분비된다. 이 물질은 피곤함과 의욕 저하를 조장하고 기초대사를 떨어뜨린다.

이에 반해서 행복 호르몬이라 불리는 세로토닌serotonin은 안정감과 기쁨을 느끼게 한다. 세로토닌을 늘리는 방법으로는 '깊은 잠을 충분히 자기', '아침 햇살 받기', '걷는 운동하기', '양질의 단백질 필수아미노산인 트립토판 섭취하기' 등이 있다.

또, 옥시토신oxytocin도 많이 분비될수록 좋다. 옥시토신은 출산이나 모유 분비에 꼭 필요한 물질로, 공포감이나 불안감을 감소시켜서 행복을 느끼게 한다. 옥시토신은 '사랑 호르몬'이라는 별명이 붙어 있을 정도로 사랑의 감정이나 신뢰를 느끼는 데 직접 작용하는 물질이기도 하다.

세로토닌과 옥시토신은 신체와 신체가 접촉할 때 가장 활발하게 분비된다. 꼭 스킨십을 하지 않아도 누군가와 같이 밥을 먹거나 즐겁게 대화를 나누거나 애완동물을 예뻐하기만 해도 두 물질이 왕성하게 분비된다.

'본다'는 것은
눈과 뇌의 공동 작업

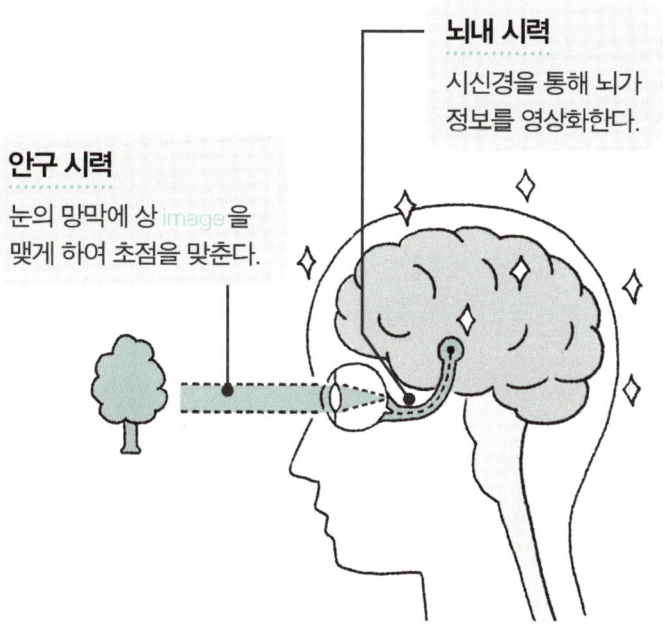

뇌내 시력
시신경을 통해 뇌가 정보를 영상화한다.

안구 시력
눈의 망막에 상 image 을 맺게 하여 초점을 맞춘다.

눈이 잘 보이지 않게 되면 뇌내 시력도 점차 쇠퇴한다.

눈의 쇠퇴는
뇌의 쇠퇴와
직결된다

뇌로 들어가는 오감五感의 정보 중 압도적으로 많은 양을 차지하는 것이 시각 정보다.

한 연구 자료에 따르면, 뇌가 받아들이는 정보의 비율은 시각 정보가 83퍼센트, 청각 정보가 11퍼센트, 촉각 정보가 3.5퍼센트, 촉각 정보가 1.5퍼센트, 미각 정보가 1퍼센트라고 한다. 이 자료로 볼 때, 뇌는 정보의 80퍼센트 이상을 시각 정보에 의존한다. 그러므로 시력이 떨어져서 사물이 잘 보이지 않게 되면 뇌에 들어가는 자극도 현저히 줄고, 그로 말미암아 뇌의 정보 처리 활동도 정체하게 된다. 즉, 눈의 쇠퇴는 뇌의 쇠퇴와 직결된다.

우리는 눈으로만 사물을 보는 것이 아니다. 눈의 수정체를 통과한 상image은 망막에 맺혀서 뇌에 전기신호로 보내진다. 그러면 대뇌피질에 있는 시각야   에서 이 전기신호를 영상으로 변환하고 뇌가 이를 인지할 때 비로소 보게 된다.

반대로 말하면, 아무리 눈이 정보를 받아들여도 뇌가 그것을 처리하지 못하면 시각 정보로서 인지하지 못하여 '보이지 않게' 된다.

이러한 사실만 놓고 보더라도 눈의 쇠퇴와 뇌의 쇠퇴가 얼마나 밀접하게 연관되어 있는지를 알 수 있다.

시각의 문제가
치매를 가속시킨다

   나이가 들어감에 따라 건망증이 늘거나 누군가의 이름이 떠오르지 않게 되는 것은 인간에게 자연스러운 일이다. 그런데 시각에 문제가 있어도 이러한 현상이 일어날 수 있다.

   시각을 통해 들어온 정보는 뇌에 입력되어 기억으로 남는다. 그런데 시력이 저하되면 사물이 잘 보이지 않아서 뇌에 정보가 제대로 입력되기 어렵다. 제대로 입력되지 못한 정보는 다음에 똑같은 사물을 다시 보더라도 잘 떠오르지 않는다. 실제로, 고령자의 시력장애가 치매를 악화시킨다는 연구 결과가 몇 차례 보고되었다. 그중에는 "시력 저하가 나타난 고령자는 시력이 양호한 고령자에 비해 인지장애를 일으킬 위험이 5배 높다.", "고령자지만 시력이 양호하면 치매에 걸릴 위험이 63퍼센트 감소한다."와 같은 연구 결과도 있다.

백내장 수술로
뇌가 되살아난다!?

나이가 들면서 나타나는 대표적인 눈 질환 중 하나가 백내장이다. 백내장이 발생하면 안개가 끼듯 사물이 흐릿하게 보이거나 눈부심을 느끼게 된다. 백내장이 진행되면 수정체가 혼탁해져서 시야가 흐려지기 때문에 뇌 안에서도 시각 정보를 처리하는 능력이 떨어진다. 백내장으로 인해 뇌의 기능까지 저하되는 것이다.

시야가 흐릿해지면 일상생활이 자유롭지 못해서 활동량이 줄어든다. 또, 외출하고 싶은 마음도 들지 않기 때문에 하루 종일 실내에 틀어박혀 지내기 일쑤다. 이런 생활이 반복되면 운동 부족으로 근육량이 줄어 노화가 빨라진다. 게다가 눈 때문에 다양한 활동을 즐기기 어려워서 뇌에 대한 자극도 점점 줄어들어 인지 기능까지 쇠퇴한다.

70~80대의 백내장 환자 중에는 이제 나이가 들었으니 치료하지 않아도 괜찮다거나 딱히 불편하지 않다는 이유로 수술에 소극적인 사람이 있다. 또는 백내장의 진행 속도가 매우 느려서 질환을 실감하지 못한 채 시력 저하를 감수하며 사는 사람도 적지 않다. 그러나 백내장 때문이라는 사실을 알고 나서 적극적으로 수술을 받으면 시력을 회복할 수 있다. 그러면 시각을 통해 뇌로 들어가는 정보의 양이 늘어나 뇌의 정보 처리 능력이 향상된다. 사람이나 사물을 인지하는 반응이 빨라지는 등 다양한 측면에서 뇌 기능이 활발해지는 것이다.

수술 전에 비해 뇌 기능이 좋아진 사람들은 다시 밖으로 나가서 활동하고 남과 소통하고 싶은 욕구를 느낀다.

"눈에 보이는 모든 것이 매우 선명하고 화려해졌어요."
"밖으로 나가는 것이 즐거워서 날마다 산책을 즐기고 있답니다."
"100세까지 살고 싶다는 생각이 들어요!"

이렇게 그 전과는 비교할 수 없을 정도로 생생하게 기운을 차린 사람이 매우 많다.

시력이 회복되면 정신적으로도 좋은 영향을 받아 젊음을 되찾거나 삶에 대한 의욕이 차오르게 된다. 나아가 백내장 수술을 받음으로써 치매의 진행 속도가 늦춰지는 사례도 종종 있다.

반복해서 말하지만, 눈이 잘 보이지 않으면 뇌는 점점 늙어서 쇠퇴한다. 이 상태를 결코 내버려서 두어서는 안 된다. 오랫동안 뇌와 몸을 건강하게 하려면 무엇보다도 깨끗한 시야를 유지해야 한다.

Eyes Care

눈 트레이닝을 하면 눈이 좋아진다!

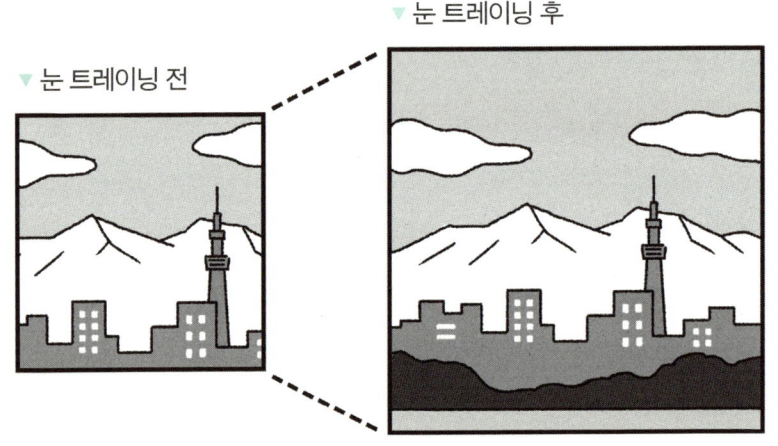

▼ 눈 트레이닝 전

▼ 눈 트레이닝 후

눈 트레이닝을 하면 순식간에
더 넓은 범위를 또렷하게 볼 수 있다.

눈 트레이닝으로
눈의 문제를
해소하자!

　스마트폰 노안을 포함하여 일반적인 노안이나 그 외 여러 눈 질환은 지속적인 '안구 트레이닝=눈 트레이닝'을 통해 증상을 완화할 수 있다. 특히 근거리가 잘 보이지 않게 되었거나 초점을 맞추기 힘들어졌을 때 눈 트레이닝을 하면 더욱 큰 효과를 기대할 수 있다.

　눈 트레이닝을 통해 사물이 잘 보이게 되면 눈의 피로가 경감되어 목이나 어깨의 결림, 두통 등도 많이 사라진다. 어디 그뿐인가? 일상생활이 즐거워져서 적극적으로 행동하고자 하는 의욕이 샘솟는다. 건강을 유지하는 비결은 이렇게 몸과 마음을 활동하기 편한 상태로 이어 나가는 것이다.

　'눈 트레이닝'은 수정체의 두께를 조절하는 모양체근, 동공의 크기를 조절하는 홍채근虹彩筋, 안구를 움직이는 외안근外眼筋 등을 단련하고 풀어주는 운동이다. 1회에 몇 분 정도, 아주 짧은 시간이라도 좋으니 아침, 점심, 저녁으로 날마다 꾸준히 해야 효과가 있다. 이렇게 몸의 근육을 단련하듯이 눈의 근육을 단련하면 눈 주변의 혈액 순환과 대사활동이 촉진되어 다크서클이나 처진 피부와 같은 노안老眼의 원인까지 없앨 수 있다.

눈 트레이닝을 하지 않으면 당신만 손해다.

언제 어디서든 할 수 있는
눈 트레이닝

　눈 트레이닝은 기본적으로 언제 어디서나 할 수 있다. 직장에서 일을 하다가도, 집안일을 하다가도 잠시 여유가 생긴다면 그 자리에서 눈을 움직여보자.

　요즘에는 통근 시간에 전철이나 버스에 타면 열심히 스마트폰을 들여다보는 사람이 많다. 출근 전에 업무와 관계된 정보를 수집하는 사람도 있을 테고, 음악 감상이나 게임을 하며 편안한 기분을 느끼는 사람도 있을 것이다. 그런 마음을 모르는 것은 아니지만, 눈을 건강하게 유지하려면 그 시간에 스마트폰을 들여다보는 것 대신 눈 트레이닝을 하는 것이 제일 좋다.

　차를 타고 이동할 때 가능한 한 먼 곳의 경치를 바라보거나 간판 글자를 눈으로 좇으면 동체시력을 단련할 수 있다. 또한 '먼 곳→중간→

가까운 곳' 순으로 시선을 움직이면 눈의 초점 조절 기능이 단련된다.

청소나 세탁과 같은 집안일도 눈 트레이닝을 할 좋은 기회다. 청소기를 밀 때, 베란다에서 세탁물을 말릴 때, 물건을 사러 밖으로 나갔을 때 가능한 한 먼 곳의 경치를 자주 바라보자. 이런 습관을 들이기만 해도 눈의 건강을 유지하는 데 큰 도움이 된다.

운동 삼아서 가볍게 뛰거나 걷는 것을 즐기는 사람은 준비 체조나 마무리 체조 때 눈 트레이닝 과정을 넣어보자. 걷기나 조깅과 같은 유산소 운동을 3개월 정도만 꾸준히 하면 시신경유두의 혈류가 좋아져서 안압이 내려간다는 연구 결과가 있다. 게다가 걷기는 비만 해소, 자세 개선, 뇌의 활성화, 면역력 강화에 효과가 큰 운동이다. 여러모로 건강에 도움이 되는 걷기에 눈 트레이닝을 더 해준다면 이는 범이 날개를 단 형상과 같다.

핵심은 생활 속에서 눈 트레이닝을 습관화해야 한다는 것이다. 일단 습관을 들이면 마치 양치질처럼 느껴져 그냥 넘어가면 오히려 찜찜한 기분이 들 것이다. 우선은 자신이 보기 편한 장소에 눈 트레이닝 그림을 붙여 놓고 그 그림이 눈에 들어올 때마다 눈 트레이닝을 해보자. 하루를 마감할 때 수첩이나 달력에 그날 눈 트레이닝을 했는지 안 했는지 기록하는 것도 좋은 방법이다.

COLUMN
1

나이가 들면 눈물도 많아진다!?

　우리는 주위에서 "나이가 드니까 눈물이 많아졌어."라는 이야기를 자주 듣는다. 그런데 의학이나 생물학적으로 말하면 나이가 든다고 눈물샘이 느슨해지지는 않는다.

　눈물샘은 위쪽 눈꺼풀의 안쪽에 자리하여 눈에 눈물을 공급하는 분비 기관인데, 이런 분비 기관이 느슨해지는 경우는 없다.

　눈물이 많아지는 이유는 뇌의 영향이라고 볼 수 있다. 나이가 들면 그만큼 인생 경험도 많아서 감정이 풍부해진다. 그래서 타인의 감정에 쉽게 공감하거나 딱한 사람을 보면 안쓰러운 마음이 들어 작은 일에도 눈물이 난다.

　만약 아무런 감정도 느끼지 못했는데 눈물이 난다면 이때는 질환을 의심해봐야 한다. 안구건조증이거나 눈물의 흐름을 만들어내는 눈물 펌프가 기능장애 눈물 배출 장애를 일으켰을 수도 있다. 이런 경우에는 반드시 의료 기관을 찾아 검사를 받아보자.

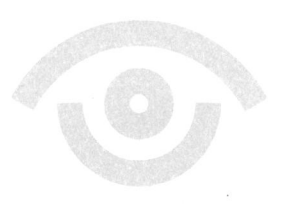

PART
2

몸 안에서부터
눈을 좋게 하자

Eyes Care

Eyes Care

렌즈의 초점 조절력이 떨어지면 - 노안

초점이 잘 조절될 때

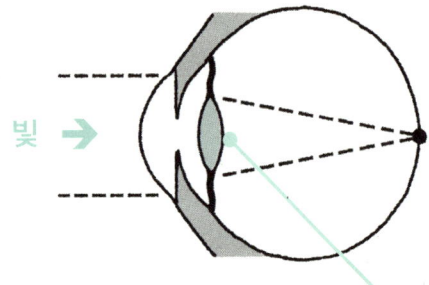

가까운 곳을 볼 때
모양체근이 수축하고 수정체를 지탱하는 모양소대가 이완하여 수정체가 두꺼워지면서 초점이 맞춰진다.

수정체

노안일 때

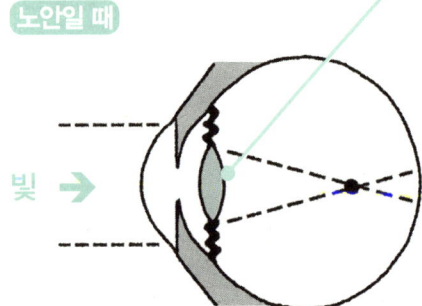

가까운 곳을 볼 때
모양소대가 이완해도 수정체가 굳은 채로 두꺼워지지 못해 초점을 맞추지 못한다.

초점 조절 기능 저하는
10대 때부터

　노안이 일어나는 원리에 대해 알아보자.

　노안은 '노시안　　　'라고도 한다. 이것은 노쇠하여 초점 조절력이 떨어져 근거리가 잘 보이지 않게 된 눈을 가리키는 말인데, 사람마다 차이는 있지만, 대개는 45세 정도부터, 이르면 40세 정도부터 그 증상을 자각하기 시작한다.

　우리가 어떤 사물을 볼 때는 그 사물에 반사된 빛이 눈으로 들어와 렌즈 기능을 하는 각막과 수정체를 거쳐 필름 역할을 하는 망막에 맺힌다. 이때 렌즈의 초점 조절 역할을 맡은 것이 수정체와 모양체근인데, 가까운 것을 볼 때는 모양체근이 수축하여 수정체가 두꺼워지고, 멀리 있는 것을 볼 때 모양체근이 이완하여 수정체가 얇아진다.

그런데 노안이 되면 렌즈를 조절하는 힘이 떨어진다. 모양체근의 근력이 떨어짐과 동시에 수정체가 탄력을 잃어 딱딱해지기 때문이다. 이런 상태가 되면 모양체근을 긴장시켜서 수정체를 두껍게 하는 것보다 그 반대로 하는 것이 더 어렵다. 그래서 멀리 있는 것보다 가까이에 있는 것이 잘 보이지 않게 된다.

자각하기는 어렵지만, 사실 우리 눈의 초점 조절력은 10대 때부터 떨어지기 시작한다. 그러다가 독서할 수 있는 수준보다 기능이 더 떨어지면 "바로 앞에 있는 글자가 잘 보이지 않는구나. 노안일지도 모르겠는데?" 하고 알아차리게 된다.

초점 조절력은 나이가 들어감에 따라 계속 저하되다가 70세쯤에 멈춘다. 그리고 그때부터는 백내장 136쪽 이 진행된다.

근시인 사람은
노안이 잘 생기지 않는다는데,
정말일까?

결론부터 말하자면, 노안이 생기는 것은 근시나 원시, 난시, 정시 모두 똑같다.

흔히 근시인 사람은 노안이 잘 생기지 않는다고 하는데, 이는 오해다. 근시인 사람은 맨눈인 상태에서 원거리 사물보다 근거리 사물이 더 잘 보이기 때문에 노안이 찾아오더라도 그 사실을 비교적 늦게 알아차리게 될 뿐이다.

근시인 사람도 눈의 초점 조절력은 나이가 들어감에 따라 서서히 쇠퇴한다. 그 증거로, 근시용 안경을 쓴 사람이 바로 앞에 있는 작은 글씨를 보기 위해 안경을 벗는 모습을 볼 때가 있다. 그건 교정한 시력으로도 근거리 사물이 잘 보이지 않기 때문이다. 즉, 노안 증상이 나타났다는 뜻이다.

원시나 정시인 사람은 근거리 사물이 잘 보이지 않는 증상에 익숙하지 않기 때문에 노안이 찾아오면 근시인 사람보다 비교적 빨리 알아차린다.

노안 진행은
세 가지 조건으로
결정된다

　노안은 누구에게나 일어나는 증상이지만 그 진행 속도에는 개인차가 있다. 노안의 진행 속도는 크게 다음의 세 가지 조건과 연관되어 있다.

❶ 얼마나 눈을 혹사했는가?
❷ 얼마나 불규칙한 생활을 해왔는가?
❸ 얼마나 눈을 잘 관리하고 어떤 눈 운동을 해왔는가?

　앞서 언급했듯이 컴퓨터나 스마트폰을 손에서 놓지 못하는 사람 혹은 전자기기를 이용한 게임 등으로 눈을 너무 많이 쓴 사람은 눈의 노화가 빨리 진행된다. 또, '채소나 과일을 많이 먹지 않고 지질이나 당질 위주로 섭취해온 사람', '운동을 거의 하지 않는 사람', '매일 늦게까지 일어나 있는 사람'과 같이 생활 습관이 좋지 못한 사람은 생활 습관병에 걸리기 쉬울 뿐만 아니라 노안도 빨리 찾아온다.

눈도 몸의 일부다. 몸이 늙으면 눈도 늙는다. 노안이 언제 찾아오느냐 하는 문제는 이때까지의 생활 습관으로 결정된다.

눈 트레이닝을 하면
눈의 노화를
늦출 수 있다

　노안이 두려워서 자기 눈이 노안이라는 사실을 부정하는 사람도 있다. 그 마음은 이해되지만, 노화는 자연의 섭리인지라 막을 수가 없다. 그렇다고 포기할 필요는 없다. 건강한 생활을 습관화하고 눈 관리와 눈 트레이닝을 꾸준히 하면 눈의 노화를 많이 늦출 수 있다.

　노안을 방치하면 안정피로가 일어나기 쉽고, 심할 때는 두통이나 어깨 결림, 울렁거림이 일어나기도 한다. 또한 신문이나 잡지 등의 글자가 잘 보이지 않기 때문에 아예 읽는 것 자체를 포기하는 사람도 있다. 우리는 '건강수명 질병이나 부상이 아닌 상태에서 일상생활을 보내는 기간'을 늘리기 위해서라도 적극적으로 눈 트레이닝과 눈 관리에 신경을 써야 한다.

Eyes Care

눈 트레이닝과 함께하면 좋을 노안 관리

■ 노안경老眼鏡의 종류

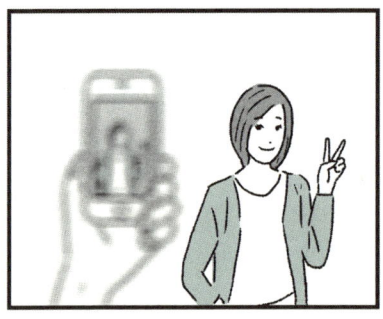

단초점 렌즈
원거리에 초점을 맞추면 근거리가 잘 보이지 않는다.

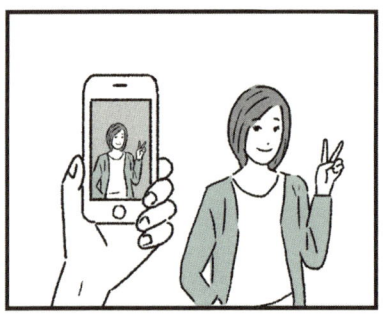

다초점 렌즈
원거리와 근거리 모두 초점을 맞출 수 있다.

안경 선택은 라이프스타일에 맞춰서

노안의 진행을 늦추고 싶다면 꾸준히 눈 트레이닝을 하고 눈을 관리해야 한다. 그러나 증상이 어느 정도 진행된 상태에서는 트레이닝만으로는 부족하다. 이럴 때는 노안경, 흔히 말하는 돋보기안경으로 눈을 보완해주면서 눈 트레이닝을 병행해야 한다.

개중에는 노안경을 쓰면 노안의 진행 속도가 더 빨라진다고 생각하여 노안경을 쓰지 않는 사람도 있다. 하지만 노안경은 노안의 진행을 촉진하지 않는다. 노안경은 어떻게 고르는 것이 좋을까?

노안경은 크게 '단초점 렌즈'와 '다초점 렌즈'로 나뉜다.

다초점 렌즈에는 2개의 초점을 맞출 수 있는 '2중 초점 렌즈', 3개의 초점을 맞출 수 있는 '3중 초점 렌즈', 원거리용에서 근거리용까지 렌즈의 경계 없이 여러 초점을 맞출 수 있는 '누진 다초점 렌즈'가 있다.

렌즈마다 장·단점이 있으므로 자신의 생활 스타일에 맞춰서 선택해야 한다.

예컨대, 장시간 책상에 앉아서 일하는 사람이나 글을 읽을 때만 노안경을 쓰고 싶은 사람은 단초점 렌즈를 선택하는 것이 좋다. 멀리 있는 것을 볼 때는 안경을 벗어야 하는 수고가 뒤따르지만 노안경에 금방 적응할 수 있고 눈도 덜 피곤하다는 장점이 있다.

다초점 렌즈는 안경 하나로 근거리와 원거리를 모두 볼 수 있기 때문에 안경을 썼다 벗었다 하는 번거로움은 없다. 그러나 익숙해지는 데 시간이 걸리고, 특히 2중 초점 렌즈나 3중 초점 렌즈는 렌즈의 경계가 신경 쓰여서 불편하다는 사람도 있다.

누진 다초점 렌즈는 렌즈의 경계가 눈에 띄지는 않지만, 초점을 맞출 수 있는 면적이 좁아서 이것 역시 익숙해지는 데 시간이 걸린다.

덧붙이자면, 문구점이나 서점에서 저렴한 값에 노안경을 팔기도 하는데, 자신의 도수에 맞지 않는 노안경을 장시간 사용하면 오히려 눈의 피로를 가중시킬 수 있으니 주의해야 한다.

난시가 심한 사람은
노안용 콘택트렌즈도
'하드 렌즈'로

안경을 끼지 않고 지냈던 사람 중에는 노안경에 거부감을 느끼는 이가 적지 않다. 그런 사람들은 노안용 콘택트렌즈를 고려해볼 수 있다.

콘택트렌즈는 크게 '하드 렌즈'와 '소프트 렌즈'로 나뉘고, 하루 쓰고 버리는 일회용 소프트 콘택트렌즈도 있다. 이 역시 노안경과 마찬가지로 생활 스타일에 맞춰서 자기에게 가장 적합한 렌즈를 선택하면 된다.

콘택트렌즈에 익숙하지 않은 사람은 '소프트 렌즈'가 적합하고, 난시가 심한 사람이나 하드 렌즈에 익숙한 사람은 노안용 콘택트렌즈도 '하드 렌즈'로 선택하면 된다.

어느 쪽이든 안경과 달리 쉽게 썼다 벗었다 할 수 없으므로 익숙해질 때까지는 시간이 걸린다.

　사실, 노안 교정만 놓고 보면 콘택트렌즈보다는 노안경이 더 편리하다. 이는 근시용 콘택트렌즈를 사용했던 사람도 마찬가지다. 근시용 콘택트렌즈를 착용한 채 근거리를 볼 때만 노안경을 쓰는 것이 눈의 피로를 더는 방법이기 때문이다.

　단, 노안용 콘택트렌즈는 어두워지면 잘 보이지 않으므로 야간 운전 시에는 피해야 한다.

첨단 기술이 이루어낸 노안 라식

　라식 수술은 각막을 레이저로 얇게 깎아서 망막에서 초점이 맺히도록 하는 외과 수술이다. 본래는 근시 교정 수술로 알려졌지만, 최근에는 노안 교정에도 많이 쓰인다.

　노안 라식에는 '모노비전 노안 라식'과 '원근 양용 라식'의 두 종류가 있다.

　'모노비전 라식'은 한쪽 눈은 원거리에 초점을 맞추고 다른 한쪽은 근거리에 초점을 맞춰서 노안을 교정하는 수술법이다. 안경 없이 근거리와 원거리를 모두 볼 수 있지만, 좌우 시력이 달라서 입체적인 감각은 떨어진다. 또, 초기에는 불편할 수 있고 익숙해질 때까지 시간이 걸릴 수 있다.

'원근 양용 라식'은 각막을 특수한 모양으로 깎아 근거리와 원거리를 모두 볼 수 있게 하는 수술법이다. 안경 없이 근거리와 원거리를 볼 수 있지만, 다소 부자연스러움이나 눈부심이 느껴지기도 한다.

각막이 얇아지면 외부에서 가해지는 상처에도 취약해지므로 한번 라식 수술을 했다면 재수술은 하지 않는 것이 좋다. 또, 수술 때문에 안구건조증이 생기기 쉬우니 수술 전에 전문의와 충분히 상담한 후에 결정해야 한다.

알아두면 좋을
눈 질환
[안구건조증]

안구건조증의 자가 진단표

- ☐ 눈이 아프다, 가렵다, 경련이 있다, 불쾌감이 느껴진다.
- ☐ 평소에 눈이 건조하다는 느낌이 든다.
- ☐ 장시간 액정 화면을 볼 때가 많다.
- ☐ 가끔 충혈되거나 흐릿한 눈, 시력 저하를 느낀다.
- ☐ 빛을 보면 눈이 부시다.

눈물의
균형이 깨지고
시력이 떨어진다

안구건조증은 눈물의 양이 줄거나, 너무 많아지거나, 눈물의 질이 나빠져서 눈 표면이 건조해지는 질환이다. 이 질환은 실명으로 이어지지는 않지만, 방치하면 시력이 저하될 수 있다.

눈물은 눈을 보호하고 세균으로부터 지켜주며 눈에 영양을 보급하는 역할을 한다. 요컨대 눈물은 눈을 보호하는 장벽과도 같다.

눈물은 크게 '기름층', '수분층', '점액층'으로 구성된다. 이 세 가지 층의 균형이 깨지면 눈물이 부족해지거나 눈물층 자체가 얇아져서 각막이 쉽게 상처를 입는다.

안구건조증의 대표적인 증상으로는 눈 시림, 이물감, 통증, 눈의 피로, 외출 시 눈물 흘리기, 충혈 등이 있다. 안구건조증이라고 하면 눈이 건조하다는 이미지가 강하지만, 갑자기 눈물이 주르륵 쏟아지는 유루증을 일으키기도 한다.

하루 중 저녁때 유난히 더 시야가 흐려진다면 안구건조증을 의심해봐야 한다. 안구건조증이 있는 사람은 평소 시력이 1.5일지라도 저녁에 시력을 측정하면 0.6까지 떨어지기도 한다.

최근에는 남녀노소를 불문하고 많은 사람이 안구건조증에 시달린다. 안구건조증에 시달리는 가장 큰 원인은 스마트폰이나 컴퓨터 등의 전자기기다.

일반적으로 성인은 1분에 10회 정도 눈을 깜박인다. 하지만 컴퓨터나 스마트폰 화면을 집중해서 들여다볼 때는 눈을 깜박이는 횟수가 극히 줄어든다. 개중에는 1분에 4~5회 정도까지 줄어드는 사람도 있다. 눈을 깜박이는 횟수가 줄면 눈물의 양도 줄어서 눈의 표면이 건조해지기 때문에 안구건조증에 걸리기 쉽다.

안구건조증의 원인은 이뿐만이 아니다. 에어컨으로 인한 실내 건조, 스트레스, 수면 부족, 불규칙한 생활 습관, 눈물을 증발시키는 콘택트렌즈 사용 등도 안구건조증의 원인으로 꼽힌다.

의식적으로
눈을 깜박이자

안구건조증의 대책으로는 점안약을 사용하는 것이 기본이다.

보습 효과가 높은 히알루론산hyaluronic acid 이 배합된 점안약이 주로 쓰이는데, 최근에는 눈 표면의 점막뮤신을 보호하는 성분이 들어 있는 점안약도 나와 있다.

안구건조증 증상이 심할 때는 눈에서 눈물이 내려가는 길을 막아 눈을 촉촉하게 유지하도록 돕는 누점폐쇄술을 실시하기도 한다.

일반적인 예방법으로는 '의식적으로 눈 깜박이기', '컴퓨터 화면을 눈 위치보다 낮은 곳에 두기', '실내 가습에 유의하기', '에어컨 바람을 직접 쐬지 않기' 등이 있다. 만약 자신이 안구건조증일지도 모른다는 생각이 들면 빨리 안과를 찾아가 검사받도록 하자.

Eyes Care

알아두면 좋을 눈 질환 [백내장]

백내장 자가 진단표

☐ 밝은 곳에서 시야 전체가 뿌옇게 보인다.
☐ 밝은 빛을 보았을 때 눈이 부시다.
☐ 어두운 곳에서는 특히 더 눈이 보이지 않는다.
☐ 노안경을 써도 잘 보이지 않는다.
☐ 스테로이드 약을 장기간 복용한다.

노화와 함께
누구에게나 발생하는
백내장

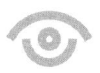

 백내장은 나이가 들면 누구에게나 일어나는 눈의 질환이다. 이르면 40대에게서도 나타나고, 80세가 넘으면 거의 모든 사람에게 생긴다.
 나이가 들면 눈에서 카메라의 렌즈 역할을 하는 수정체의 단백질이 변성되어 투명했던 수정체가 하얗게 변한다. 그래서 외부의 빛이 충분히 들어오지 못하거나 난반사를 일으켜 망막에서 선명한 상을 맺기 어려워진다. 이것이 백내장이다.

 백내장은 산화 스트레스와도 연관이 있는데, 그중에서도 특히 자외선의 영향이 크다고 알려져 있다. 그밖에는 스테로이드

제 등의 약제로 말미암은 부작용, 아토피나 당뇨병 등의 합병증으로 일어나기도 한다. 불규칙한 생활 습관이나 불균형한 식습관, 흡연 등은 백내장의 진행 속도를 가속화한다.

 백내장의 증상에는 개인차가 있다. 때로는 증상을 느끼지 못하는 사람도 있는데, 이는 20~30년에 걸쳐 질병이 아주 느리게 진행되었기 때문이다. 그래서 평소 1.5였던 시력이 0.6까지 떨어져도 백내장의 진행 기간이 길어서 알아차리지 못한다.

수술 시기에 대한
판단도 중요하다

한번 혼탁해진 수정체는 원래 상태로 되돌아가지 못한다. 그래서 발병 초기일 때는 점안약이나 내복약 등으로 진행 속도를 더디게 하는 것이 목표다.

현재 상황에서는 약으로 진행을 완전히 억제하는 것이 불가능하다. 또, 약물 효과의 과학적인 증거도 확실하지 않다.

일상생활에 지장이 있을 정도로 진행되었을 때는 인공 수정체 안내렌즈, 眼内 lens를 넣는 수술한다. 안경을 써도 양쪽 시력이 0.7 미만일 때가 수술을 선택해야 하는 시기다.

다른 질병이 없다면 인공 수정체를 넣는 수술한 당일에 퇴원할 수 있고, 입원하더라도 2~3일이면 충분하다. 106쪽에서도 이야기했듯이, 백내장 수술을 받으면 시력이 좋아지는 것을 물론이고 인지 기능 저하도 억제된다. 백내장이 어느 정도 진행되고 있다면 수술도 고려해봐야 할 치료법이다.

지금까지의 수술에서는 단초점 렌즈를 사용했기 때문에 원거리에 초점을 맞춘 경우에는 수술 후에 근거리를 보기 위해 노안경을 써야 했다. 그러나 최근에는 노안까지 고려해 다초점 렌즈를 넣음으로써 백내장과 노안을 동시에 치료하기도 한다.

다초점 렌즈에는 원거리와 근거리가 보이는 렌즈, 원거리와 중간이 보이는 렌즈의 두 종류가 있어 환자의 희망에 따라 적합한 것을 고를 수 있고, 난시 교정도 가능하다.

백내장은 노화와 함께 누구에게나 일어나는 질병이므로 완전히 예방하기는 어렵다. 다만, 평소의 노력 여하에 따라 수정체가 혼탁해지는 속도를 늦출 수는 있다.

눈의 노화를 억제하는 식습관은 백내장 예방에도 효과적이다. 또, 자외선을 피하는 것도 매우 효과가 크므로 외출할 때는 자외선을 차단할 수 있는 선글라스나 안경을 착용하는 것이 좋다.

Eyes Care

알아두면 좋을
눈 질환
[녹내장]

녹내장의 자가 진단표

- ☐ 시야가 흐릿하다.
- ☐ 낮에도 어둡게 느껴진다.
- ☐ 눈에 통증이 느껴지고 두통이 잦다.
- ☐ 어깨가 자주 아프고 눈이 많이 피로하다.
- ☐ 시야가 좁아진 느낌이 든다.

녹내장은
성인 실명의
주요 원인

　녹내장은 세계 실명 원인 중 2위에 오른 질환이다.

　녹내장은 눈의 압력이 올라가 시신경이 눌리거나 혈액 공급에 장애가 생겨서 시신경 기능에 이상이 발생하는 질환이다. 시신경은 눈으로 받아들인 빛을 뇌로 전달하여 '보게 하는' 신경이므로 여기에 장애가 생기면 시야 결손이 나타나고, 말기에는 시력을 상실하게 된다.

　녹내장은 증상을 자각하기가 어려워서 다른 질환으로 병원을 찾았다가 발견하는 경우가 많다. 그만큼 자각 증상을 느끼기 어려운 질환이다.

　녹내장이 발병하면 처음에는 시야의 일부가 사라지거나 서서히 시야의 폭이 좁아지는데, 그렇더라도 한쪽 눈이 다른 한쪽 눈을 보완하거나 뇌가 시야를 보정하기 때문에 녹내장 증상을 알아차리기가 매우 어렵다. 그러나 이를 방치하면 시야가 점차 흐릿해져서 마치 안개 속에 있는 듯한 느낌이 들고, 결국에는 실명에 이른다.

녹내장은 '소리 없는 시력 도둑'이라 불리는 만큼 40세가 되면 정기적으로 안과 검진을 받는 것이 중요하다.

안압눈의 압력은 왜 올라가는 것일까?

안압을 조절하는 것은 '방수房水'라는 액체다. 방수는 모양체에서 분비되어 각막과 수정체 사이를 흐른다. 이 방수의 생성과 배출이 균형을 이루면서 안압이 일정하게 유지된다. 반대로 말하면 이 방수가 정상보다 많이 만들어지거나, 배출되는 통로가 막힐 때 눈의 압력이 올라간다.

녹내장을 예방하기란 사실상 어렵다. 다만, 혈액 순환장애가 녹내장의 원인 중 하나로 꼽히므로 가벼운 운동과 금연으로 혈액 순환을 촉진하는 것이 좋다. 또한, 이렇다 할 증상이 없더라도 정기적으로 안과 검진을 받아야 한다.

녹내장의
여러 유형

녹내장은 크게 개방우각녹내장과 폐쇄우각녹내장으로 나뉜다.

방수의 배출구인 섬유주대가 막혀서 방수가 배출되지 못하면 안압이 상승하는데, 이로 인해 발생하는 녹내장이 개방우각녹내장이다.

여기에는 안압이 정상 범위임에도 시신경에 이상이 생겨서 발병하는 정상안압 녹내장도 포함되며, 이 녹내장은 발병하는 녹내장의 70퍼센트를 차지한다. 따라서 안압이 정상이라고 해도 안심할 수는 없다.

폐쇄우각녹내장은 각막과 홍채 사이에 있는 우각이 좁아져서 방수가 배출되지 못해 안압이 급격히 상승하여 발생한다.

녹내장을 치료할 때는 방수의 양을 조절하여 안압을 맞추는 데 목표를 둔다. 치료법으로는 약물 요법, 레이저 요법, 수술 요법 이렇게 세 가지가 있다.

　녹내장을 치료할 때 우선은 점안약을 사용해서 방수의 배출을 촉진하거나 생성을 줄이고, 점안약으로도 안압이 내려가지 않으면 레이저 요법이나 수술로 안압을 낮추는 처치를 한다.

알아두면 좋을 눈 질환
[노인황반변성]

노인황반변성의 자가 진단표

- ☐ 갑자기 시력이 떨어졌다.
- ☐ 시야의 중심부가 어두워졌거나 일부가 보이지 않는다.
- ☐ 사물이 왜곡되어 보인다.
- ☐ 50세 이상이며 흡연자다.
- ☐ 야외에서 활동할 때가 많다.

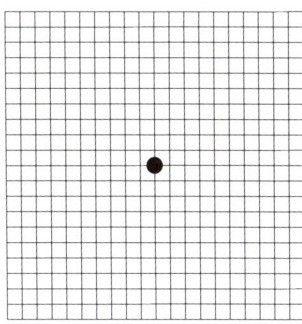

격자무늬 시트를 보며 확인해보세요.

① 안경을 낀 채 격자무늬 시트와 약 30센티미터 정도 떨어지세요.
② 한쪽 눈을 감고 중앙의 검은 점을 바라봅니다.

→ 황반변성일 때는 검은 점이 보이지 않거나 주변의 격자선이 휘어져 보입니다.

'사회적 실명'이라고도
부르는 질환

　노인황반변성은 이름 그대로 나이가 들어감에 따라 황반이 변성하는 질환이다. 망막의 중심부에 위치한 신경 조직을 황반이라고 하는데, 시세포의 대부분이 이곳에 모여 있고 물체의 상이 맺히는 곳이기도 해서 시력에 매우 중요한 역할을 담당한다.
　황반변성의 대표적인 증상으로는 물체가 뿌옇게 보이고, 사물이 휘어져 보이는 변시증이 나타나며, 군데군데 안 보이는 검은 점이 생긴다. 특히 황반부의 중심인 중심와에서 변성이 일어나면 시력이 급격히 떨어져 실명에 이른다.
　만약 황반변성이 한쪽 눈에만 발병한 경우에는 정상인 반대쪽 눈 덕에 이상을 느끼지 못할 수도 있다. 그러나 시간차가 있을 뿐 최종적으로는 양쪽 눈에서 다 발병한다. 초기에는 이상을 느끼지 못해서 시력이 많이 떨어진 후에야 안과를 찾는 이도 적지 않다.

이 질환에 의한 실명을 '사회적 실명'이라 부르기도 한다. 시야의 중심부가 보이지 않아 글을 읽거나 사람 얼굴을 알아보기 어려워서 사회생활을 하기가 힘들어지기 때문이다.

증상의 유형은
두 가지

　노인황반변성은 증상에 따라 '위축형萎縮型'과 '삼출형滲出型'의 두 가지 유형으로 나뉜다.

　위축형은 황반의 조직이 나이가 들어감에 따라 서서히 위축하는 유형으로, 10년이나 20년에 걸쳐서 천천히 변성되기 때문에 중심와에서 변성이 일어나지 않는 한 급격한 시력 저하는 나타나지 않는다. 현재로서는 유효한 치료법이 없어서 발병하면 기본적으로 경과 관찰을 실시한다. 기대해볼 수 있는 치료법은 유도 만능 줄기세포IPS, 바이러스를 이용해 만든 줄기세포를 활용한 재생치료인데 아직 상용화하기에는 갈 길이 멀다.

　삼출형은 망막 아래에 있는 맥락막脈絡膜의 세포혈관에서 신생혈관이라는 비정상적인 혈관이 생겨서 나타나는 유형이다. 이 신생혈관은 마치 암세포의 혈관처럼 자기 영역을 벗어나 망막층까지 뻗어 나가 망막세포를 파괴하고 삼출과 출혈을 일으켜서 결과적으로 시력을 앗아간다. 진행이 빠르고, 혈관 밖으로 흘러나온 혈액 성분이 황반부를 변성시켜서 다양한 시력장애를 일으킨다.

잘못된 생활 습관이
발병 위험을 높인다

　노인황반변성은 '눈의 생활 습관병'이라고 불리는 만큼 생활 습관이 중요하다. 각종 연구 결과에 따르면 흡연이 발병 위험을 매우 높인다고 하므로 금연하는 것이 좋다. 또, 컴퓨터나 스마트폰 화면에서 나오는 블루라이트, 고지방 식사, 자외선 등도 위험 요인으로 지적받고 있다.

　삼출형일 때는 시력 보존을 위한 적극적인 치료가 필요하다. 삼출형의 치료법에는 '항체주사', '광역학 치료PDT', '레이저 광응고술' 세 가지가 있다.
　항체 주사는 약제를 흰자위에 직접 주사하여 신생혈관 생성의 촉진 인자인 혈관내피세포성장인자VEGF를 억제함으로써 신생혈관의 생성과 삼출물의 누출을 차단하는 방법이다.

광역학 치료는 정맥에 광감각물질을 주입한 후에 이를 안표로 삼아 신생혈관에 레이저를 쏘는 방법으로, 선택적으로 원하는 부위의 신생혈관을 제거할 수 있다.

레이저 치료는 강한 레이저를 쏘아 신생혈관을 파괴함으로써 병증의 진행을 막는 방법으로, 주변의 정상 망막이 손상될 가능성이 있어서 신생혈관이 중심와에서 떨어져 있을 때만 선택한다.

Eyes Care

알아두면 좋을
눈 질환
[당뇨병성 망막증]

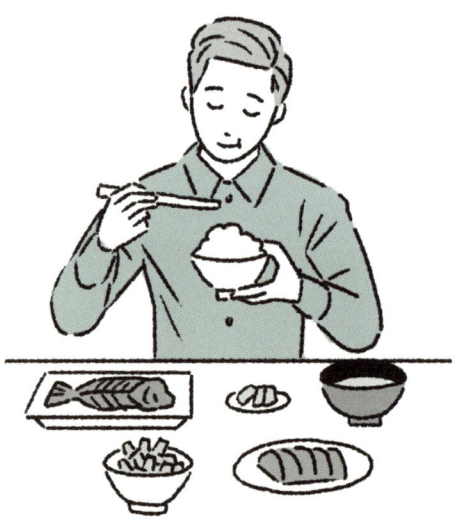

당뇨병성 망막증은 자기도 모르는 사이에 질환이 진행되어
출혈이 일어났을 때는 이미 늦는 경우가 많다.
그러니 평소에 균형 잡힌 식사를 하는 것이 중요하다.

실명 원인 중
제2위

　당뇨병은 혈액 속에 당의 농도가 만성적으로 높아져서 몸속의 혈관이나 장기에 문제가 일어나는 질환이다.

　눈의 혈관은 매우 섬세한 편이어서 고혈당 상태가 이어지면 쉽게 막히거나 물러서 터지게 된다. 이것 때문에 시력에 문제가 생기는 질환이 당뇨병성 망막증이다. 오늘날에는 말초신경장애, 신증과 함께 당뇨병의 3대 합병증으로 꼽힌다.

　당뇨병성 망막증은 일반적으로 몇 년에서 십수 년에 걸쳐 천천히 진행된다.

　초기 단계의 망막증을 '단순 망막증'이라고 부른다. 망막의 모세혈관이 물러지면 혈관에 작은 혹이 생기는데, 이 혹이 터져서 출혈이 일어나면 망막이 이를 흡수하여 망막에 딱딱한 '하얀 얼룩 경성백반'이 생긴다. 자각 증상은 거의 없다.

중기 단계의 망막증은 '증식전 망막증'이라고 부른다. 모세혈관이 막히기 시작하여 망막이 산소 부족 상태에 빠지면 혈류가 약해지고 신경이 부어서 혈관 벽 외부에 부드러운 하얀 얼룩이 많아진다. 역시 자각 증상은 없고, 있더라도 가벼운 시력 저하에 그친다.

후기에 들어서면 모세혈관이 막혀서 혈류가 끊어지기 때문에 이를 보충하기 위해 신생혈관이 만들어진다. 신생활관은 증상을 돕기 위해 생겨나지만 실제로는 이것이 역효과를 일으킨다. 미숙하고 비정상적인 혈관이어서 쉽게 찢어지고, 이로 말미암은 출혈로 시력 장애가 나타나기 때문이다. 이 단계를 '증식 망막증'이라고 하고, 이 단계에서야 비로소 비문증飛蚊症, 눈앞에 거무스름한 부유물이 보이는 증상이나 급격한 시력 저하와 같은 자각 증상이 나타난다. 하지만 이 단계에서는 검사와 치료를 받더라도 이미 치료 시기가 늦어서 실명에 이르기도 한다.

당뇨병에
걸리지 않는 것이
가장 좋은 예방법

　당뇨병성 망막증은 당뇨병으로 인한 합병증이다. 그러므로 식생활과 생활 습관을 잘 관리해서 당뇨병에 걸리지 않는 것이 제일 좋은 예방법이다.

　초기 단계에서 증상을 개선할 때는 식이 요법, 운동 요법, 약물 요법 등으로 혈당을 조절하려고 노력한다. 하지만 증상이 진행되면 안과 질환으로 넘어가기 때문에 당뇨병을 잘 관리한다 해도 효과를 보지 못한다. 이런 경우에는 레이저 광응고술을 시행한다.

　레이저 광응고술은 손상된 망막을 선택적으로 파괴하여 아직까지 손상되지 않은 망막을 오래 보존하기 위해 시행하는 치료법이다. 이 치료를 받더라도 저하된 시력은 되돌릴 수 없고, 경우에 따라서는 시력이 더 떨어지기도 한다.

현재 일본에서는 '숨은 당뇨병' 문제에 주목하고 있다. 일반적인 건강검진에서는 공복 시에 채혈하여 혈당치를 측정함으로써 당뇨병을 진단한다. 그런데 이 방법으로는 공복 시의 혈당치가 정상 범위에 있더라도 식후 혈당치가 높아서 정상 범위로 돌아오는 데 상당한 시간이 걸리는 '숨은 당뇨병'을 알아내기가 어렵다. 그러니 우리는 '병을 알았을 때가 이미 늦은' 상태가 되지 않도록 건강관리는 물론 안과 검진에도 신경을 써야 한다.

눈이 좋아지는 최강 비타민

■ 눈이 좋아지는 식재료

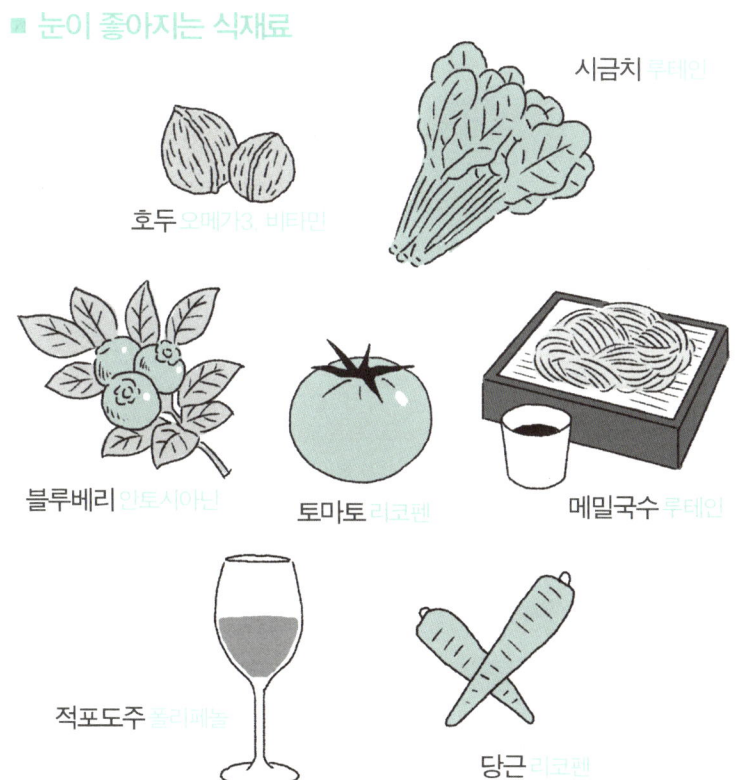

시금치 루테인
호두 오메가3, 비타민
블루베리 안토시아닌
토마토 리코펜
메밀국수 루테인
적포도주 폴리페놀
당근 리코펜

눈의 노화 방지에는
비타민 ACE(에이스)

우리 몸은 우리가 섭취하는 음식으로 구성된다. 따라서 온몸의 건강을 유지하려면 평소의 식생활이 건강해야 한다. 그중에서도 특히 눈에 좋은 음식은 다음과 같다.

우선은 '노화를 늦추려면 비타민 ACE 에이스'라는 말을 기억하자.

또, 우리가 사물을 볼 때 밝기를 유지해주는 영양소다. 이것이 부족하면 어두운 곳에서는 사물이 잘 보이지 않는 야맹증에 걸리기 쉽다. 또, 점막이나 피부를 튼튼하게 해주고, 눈의 각막과 망막을 건강하게 유지해준다. 주로 닭의 간이나 달걀의 노른자, 당근, 시금치, 늙은 호박 등에 많다.

비타민 C는 수정체의 투명도를 유지하고 점막을 튼튼하게 해준다. 주로 피망이나 브로콜리, 감귤류, 딸기 등에 많다.

비타민 E는 모세혈관의 혈류를 좋게 하여 눈의 피로를 줄여준다. 이것은 아몬드 등의 견과류, 아보카도, 연어, 정어리 등에 많다.

비타민 ACE는 모두 체내의 산화를 방지하여 노화를 억제해준다. 하지만 비타민 A와 E를 지나치게 섭취하면 칼로리까지 늘어나게 되니 주의해서 먹어야 한다.

눈의 피로에는
비타민 B군

비타민 B군 중에서도 비타민 B_1, B_2, B_6, B_{12}는 눈의 피로를 풀어주는 영양소다.

비타민 B_1은 달걀이나 돼지고기, 대두 등에 많고, 눈의 피로를 풀어주고 쉽게 지치지 않는 건강한 눈을 만들어준다. 비타민 B_2는 각막이나 망막을 튼튼하게 해주고 눈의 충혈을 없애준다. 닭의 간, 콩, 현미, 표고버섯, 치즈, 견과류 등에 많이 함유되어 있다. 비타민 B_6는 모양체근과 수정체의 주성분인 단백질의 대사를 촉진하여 노안을 억제하는 데 도움을 준다. 주로 참치, 닭의 간, 바나나 등에 많다. 마지막으로 비타민 B_{12}는 혈액 순환을 촉진하여 시력 저하를 예방한다. 우유, 치즈, 장어 등에 많다.

항산화 작용이 있는 안토시아닌과 아스타잔틴

흔히들 블루베리가 눈에 좋다고 하는데, 이는 블루베리에 폴리페놀 polyphenol, 우리 몸에 있는 활성산소를 제거하는, 이른바 항산화 기능을 하는 것이다의 일종인 안토시아닌anthocyanin이 들어 있기 때문이다.

안토시아닌은 빛을 받아들이는 망막 기능을 재생시켜서 초점 조절 기능을 개선하는 데 좋고, 밝기 조절에도 도움이 된다고 알려져 있다. 특히 안정 피로에 큰 효과를 발휘한다. 주로 가지나 포도, 보라색 감자 등 보라색 음식에 많이 함유되어 있다.

마찬가지로 항산화 작용이 있는 아스타잔틴astaxanthin 역시 눈에 좋다. 주로 연어나 도미, 새우, 게, 연어 알 등 붉은색 어패류에 들어 있는데, 강력한 항산화 위력은 비타민 E의 1,000배에 달한다. 아스타잔틴은 눈의 초점 기능 회복과 백내장 예방, 온몸의 노화 예방에 효과가 좋다.

혈액 안정에는 타우린

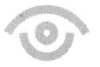

　아미노산의 일종인 타우린 taurine 은 바지락, 굴, 가리비, 오징어, 문어와 같은 어패류에 풍부하고, 간 기능 향상과 혈압의 안정화에 공헌하여 생활 습관병 예방에서 빼놓을 수 없는 성분이다. 또한, 수정체 혼탁을 막아 백내장 예방에 도움이 되며, 노인황반변성을 예방하고 망막 장애를 개선하는 효과가 있다.
　덧붙이자면, 타우린은 수용성이어서 음식을 쪄서 먹을 때는 그 즙까지 통째로 먹어야 효과가 좋다.

안구건조증에는
DHA와 EPA

    DHA와 EPA는 정어리, 연어, 꽁치와 같은 등 푸른 생선에 다량 함유되어 있다. 이것은 비정상적인 혈액응고나 중성지방 합성을 방해해 혈액 순환을 개선하고 건강한 중성지방을 유지하는 데 도움을 주어 동맥경화와 심장질환 같은 생활 습관병을 예방하게 해준다. 특히, 눈물의 양을 늘려 안구건조증을 개선하는 데 도움이 된다.

    DHA와 EPA 모두 오메가3 지방산이므로 불포화지방산이다. 상온에서도 굳지 않는 불포화지방산은 혈액 속에 들어가 피를 맑게 하고 혈관 벽을 청소해주어 각종 생활 습관병을 예방한다.

    견과류, 들기름, 유채기름, 아마기름 등에 들어 있는 오메가-3는 알파 리놀렌산alpha-linolenic acid의 형태로 들어 있다가 체내에서 DHA로 변환된다.

안질환에 좋은
레스베라트롤, 루테인, 케르세틴

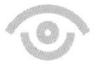

적포도주에 들어 있는 레스베라트롤resveratrol 이라는 성분은 안토시아닌과 마찬가지로 폴리페놀의 일종이다. 강한 항산화 작용을 하기 때문에 초점 조절 기능을 회복하게 해주고, 눈의 혈관을 확장하는 효과도 있다. 건강을 위해 적포도주를 마시려면 두 잔 정도가 적당하다. 술을 마시지 못하는 사람은 영양제로 섭취하면 된다.

메밀가루에 풍부히 들어 있는 루테인lutein 은 노인황반변성을 개선하는 효과가 있다. 루테인은 수용성이므로 메밀국수를 먹을 때는 메밀을 삶은 물이나 메밀차를 같이 마시는 것이 좋다.

포도, 사과, 귤 등에 들어 있는 케르세틴quercetin 은 백내장의 원인인 자외선으로부터 눈을 지켜준다.

컴퓨터나 스마트폰과 적당히 거리를 두자

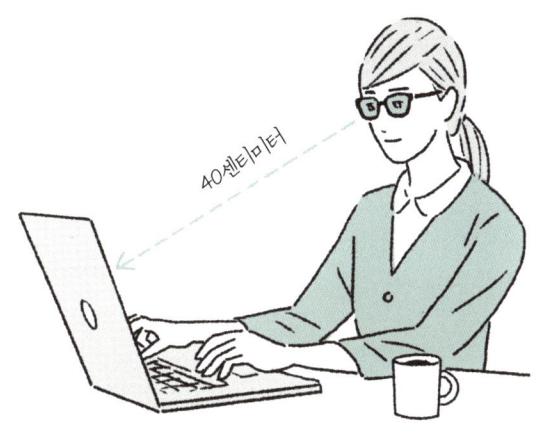

컴퓨터로 작업할 때 지켜야 할 점

- 모니터를 살짝 내려다볼 수 있게 눈과의 거리가 40센티미터 이상 떨어지도록 배치한다. 의자의 높이는 팔이 굽어진 정도가 90도 이상이 되도록 한다.
- 모니터를 필요 이상으로 밝게 설정하지 않는다.
- 블루라이트 차단용 안경을 착용한다.
- 낮에 컴퓨터를 사용할 때는 백열등 아래에서 하는 것이 좋다.

블루라이트는
왜 문제가 될까?

블루라이트blue light는 380~500나노미터의 파장 영역에 존재하는 청색 빛을 말한다. 우리 눈에 보이는 '가시광선' 중에서도 가장 파장이 짧은 부류에 속하고, 에너지가 강한 빛이기도 하다.

흔히 블루라이트라고 하면 컴퓨터나 스마트폰에서만 뿜어져 나오는 빛이라고 생각하기 쉬운데, 사실 태양광이나 백열등에도 존재하는 빛이다.

그렇다면 왜 꼭 컴퓨터나 스마트폰의 블루라이트만이 문제가 될까? 그 이유는 우리가 태양광은 장시간 보는 일이 적지만, 컴퓨터나 스마트폰 화면은 오랜 시간 들여다보기 때문이다.

블루라이트는 우리 몸에 좋지 않은 영향을 끼친다고 알려져 있는데,

그중에서도 눈이 가장 큰 타격을 받는다.

　블루라이트는 조직을 투과하는 성질이 강해서 우리 눈의 안쪽에 있는 망막에까지 도달한다. 그래서 망막 세포가 파괴되고 시력이 저하되는 등 여러 문제가 발생한다. 또한, 블루라이트는 파장이 짧아서 사물에 닿으면 산란하기 쉽다. 눈부심의 원인이 되거나 동공과 모양체근의 초점 조절 기능을 떨어뜨리고, 안정피로, 눈의 통증까지 유발한다.

　게다가 블루라이트는 멜라토닌melatonin, 수면을 유도하는 호르몬의 분비를 억제한다.

　우리 인간은 본래 아침에 해가 뜨면 일어나서 활동을 시작하고 해가 지면 잠자리에 드는 생체 시계circadian rhythms를 가지고 있다. 이 리듬이 방해를 받으면 수면장애나 만성피로로 이어지고, 심할 때는 정신 상태에까지 악영향을 받을 우려가 있다.

한 시간에
한 번은
눈을 쉬게 하자

일상적으로 현대인이 컴퓨터나 스마트폰을 접하게 된 것은 비교적 최근의 일이어서 아직 블루라이트의 악영향이 전부 다 밝혀지지는 않았다. 어쨌든 눈을 비롯한 온몸에 좋지 않은 문제점을 일으키는 것만큼은 확실하므로 적절한 대책을 세우는 것이 좋다. 그중 하나는 컴퓨터나 스마트폰을 장시간 똑같은 자세로 들여다보지 않는 것이다.

책상에 앉아서 컴퓨터로 일하는 사람은 적어도 한 시간에 한 번은 잠시라도 눈을 쉬게 해주어야 한다. 눈이 많이 피로하다면 더욱 자주 휴식을 취하는 것이 좋다. 단, 휴식 시간에 스마트폰을 보면 본전도 찾지 못하게 될 것이다.

창을 열고 먼 곳의 경치를 보면서 잠시라도 눈을 쉬게 하는 방법이

가장 좋지만, 그 정도까지는 아니더라도 조금 먼 곳을 바라보며 고정된 컴퓨터와의 초점 거리를 바꿔주기만 해도 효과가 좋다.

어두운 곳에서 오랫동안 화면을 들여다보는 것 역시 금해야 한다. 실내와 화면의 밝기 차이가 심하면 눈에 가해지는 부담이 커진다. 그러니 되도록 모니터의 밝기와 실내 환경의 밝기는 비슷한 수준으로 맞추자. 가장 나쁜 습관은 조명을 켜지 않고 어두운 실내에서 화면에서 나오는 빛만 바라보는 것이다.

모니터가 너무 밝아도 문제다. 컴퓨터 내에 주변의 밝기를 감지하여 화면의 밝기를 자동으로 조절해주는 기능이 있다면 그 기능을 반드시 사용하자.

또, 블루라이트를 낮춰주는 것 역시 아주 중요한 대책이다. 스마트폰에는 블루라이트를 막아주는 애플리케이션을 깔고 자주 쓰는 컴퓨터 모니터에는 블루라이트 방지 필름을 붙이는 등 각자에게 맞는 방법을 찾아보자.

최근에는 블루라이트를 막아주는 안경도 있다. 스마트폰을 보거나 컴퓨터로 작업할 때 이런 안경 착용을 습관화하면 눈의 피로가 줄어드는 효과를 기대할 수 있다. 안경 안쪽에 보습팩이 붙어 있는 보습안경을 사용하거나 일반 안경에 보습 커버를 붙여서 사용하는 방법 역시 안구건조증을 예방하고 증상을 개선하는 데 많은 도움이 된다.

화면과
거리를 두자

눈과 스마트폰이 15센티미터 정도 떨어진 상태에서 화면을 계속 바라보면 초점이 고정되어 눈을 깜박이는 횟수가 줄어들면서 눈이 건조해진다.

스마트폰을 볼 때는 30~40센티미터 정도 떨어진 거리를 유지하는 것이 중요하다. 화면이 작아서 보기 불편하다면 글자의 크기를 키우거나 아예 화면이 큰 기종으로 바꾸는 것이 좋다.

컴퓨터로 작업할 때도 눈과 모니터의 거리를 40센티미터 이상 벌리도록 하자. 이때 의자에 앉는 올바른 자세는 의자 안쪽까지 엉덩이를 넣고 허리를 펴서 배에 힘이 들어가는 자세다. 의자의 높이는 자판에 손을 올렸을 때 팔꿈치가 90도 정도 구부러지는 것이 적당하다.

화면에 외부의 빛이나 실내조명이 반사되지 않도록 모니터의 위치를 조정하면 눈에 가는 부담을 조금 줄일 수 있다.

모니터는 살짝 올려다보는 것보다 살짝 내려다보는 것이 좋다. 올려다보면 눈을 조금 치켜뜨게 되는데, 이럴수록 눈의 노출 면적이 늘어나서 더욱 빨리 건조해지기 때문이다. 이렇게 되면 눈의 피로나 여러 가지 문제의 원인이 될 수 있다.

컴퓨터로 작업할 때는 앞서 언급했듯이 휴식 시간이 중요하다. 이때 먼 곳의 풍경을 보기 어렵다면 관엽식물을 바라보자. 관엽식물을 조금 멀리 두고 바라보면 눈 주위의 근육을 풀어주는 데 효과가 있다.

Eyes Care

눈을 위한 라이프스타일이 온몸을 지킨다

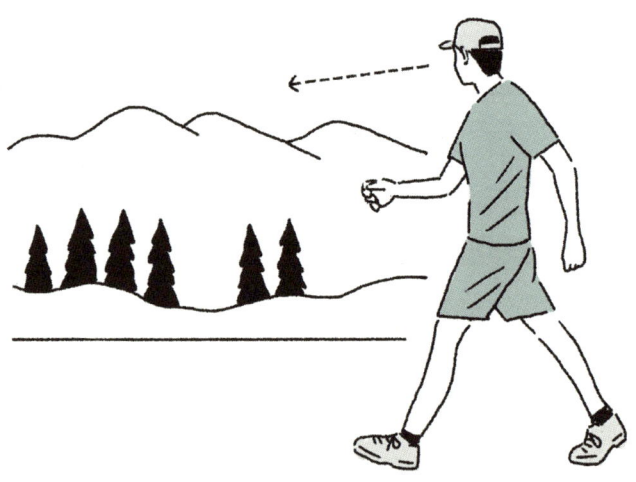

운동 경기 관전이나 걷기, 먼 곳을
보는 습관이 눈 트레이닝으로 이어진다.

눈 건강은
식습관부터

PART 1 에서 이야기했듯, 눈 건강은 온몸의 건강과 밀접하게 연관되어 있다. 일상적인 습관이 올바르지 못하면 생활 습관병의 원인이 될 뿐만 아니라 눈에도 직결된다.

눈 건강을 지키고 싶다면 기름진 음식이나 탄수화물을 지나치게 많이 섭취하고 있지는 않은지, 모든 영양소를 골고루 섭취하고 있는지 확인하자.

기름진 음식을 많이 섭취하면 혈액이 끈적끈적해지고 탁해진다. 그러면 눈에 산소와 영양소가 충분히 전달되지 못해 눈 근육이나 각 조직의 기능에 악영향을 끼친다. 채소나 과일을 포함하여 날마다 균형 잡힌 식사를 해야 눈에도 좋은 영양소가 잘 전달된다.

당뇨병이나 당화는 눈의 건강에 매우 큰 문제를 일으킨다. 규칙적으로 먹고, 먹을 때는 과식하기보다 배가 조금 덜 찬 듯 먹어야 한다.

이상적인 하루의 식사는 아침 5, 점심 3, 저녁 2의 비율로 먹는 것이다. 아침에 비중을 두는 이유는 에너지 소비량이 아침부터 낮까지가 가장 높기 때문이다. 그리고 저녁을 가볍게 먹으면 소화와 흡수를 위해 쓰이던 에너지가 자는 동안 눈이나 몸의 여러 조직을 관리하고 재생하는 데 쓰인다.

덧붙여서, 적절한 음주는 노화를 예방하는 효과가 있지만 과음하지 않도록 항상 주의해야 한다. 또, 흡연은 혈액 순환 장애를 일으킬 뿐만 아니라 각종 질환에 걸릴 위험을 높이는 등 백해무익하다.

운동 경기를 관람하면
눈 트레이닝 효과가 있다

집에만 있으면 스마트폰, 컴퓨터, 텔레비전 등을 계속 들여다보게 된다. 건강을 위해서라도 집 밖으로 나갈 기회를 자꾸 만들어보자. 축구나 야구와 같은 운동 경기를 관람해보면 어떨까? 운동장에 시선을 두고 공이나 선수들의 움직임을 쫓기만 해도 눈 트레이닝 효과를 얻을 수 있다.

또, 직접 구기 종목을 배워보는 것도 좋다. 몸을 움직이며 공을 쫓다 보면 동체시력을 단련할 수 있다. 격렬한 운동을 직접 하기 어렵다면 가벼운 산책만으로도 충분하다.

단, 자외선이 강한 날에는 외출을 피해야 한다. 이런 날 외출해야 할 때는 자외선을 막아주는 선글라스나 모자, 양산 등을 잊지 말자.

정기적으로
건강 상태를
확인하자

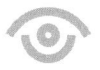

    어느 정도 나이가 들었다면 정기적으로 건강검진을 받아 자기 몸 상태를 확인해야 한다. 혈관 나이, 뇌 나이, 근육 나이, 뼈 나이, 호르몬 나이 등을 확인하고, 만약 문제가 있을 시에는 개선 방안을 찾아야 한다.

    종합검진을 받을 때는 안저 검사까지만 받는 경우가 많은데, 이왕이면 안과종합검진을 함께 받는 것이 좋다. '눈의 4대 생활 습관병'이라 부르는 백내장, 녹내장, 노인황반변성, 당뇨병성 망막증 등은 안과종합검진을 통해 발견되는 경우가 많다.

    40대가 되었다면 1년에 한 번은 안과종합검진을 받도록 하자.

Eyes Care

눈의 피로를 덜어주는 실내 공간

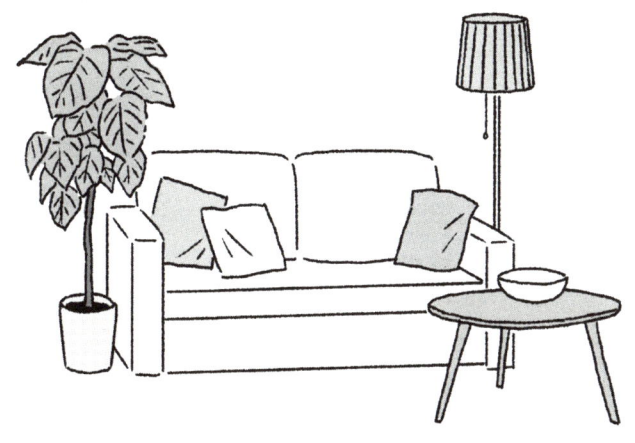

나이나 활동 유형에 따라 조명을 달리하자.
빛의 파장이 중간 위치에 있는 초록색은
눈의 피로를 줄여주는 색이다.
실내에 관엽식물을 두면 모양체근의 긴장을 풀어줄 수 있다.

조명의 밝기는
나이에 따라
바뀌어야 한다

누구나 어릴 때 "어두운 곳에서 책을 읽으면 안 된단다."라는 소리를 듣고 자랐을 것이다.

이 말은 맞는 말이다.

우리 눈은 주위가 어두우면 많은 빛을 받아들이려고 동공을 확장한다. 그런데 책을 읽을 때는 근거리에 초점을 맞추어야 하기 때문에 동공이 축소된다. 즉, 어두운 곳에서 책을 읽으면 양쪽 작업을 병행해야 하므로 눈에 부담이 가해져서 쉽게 지치고 만다.

실내 공간은 기본적으로는 밝아야 한다. 그래야 시력이 올라가서 작업 효율이 높아진다. 이는 낮의 자연광 아래에서는 사물이 매우 또렷하게 보인다는 사실을 떠올려보면 이해하기 쉽다.

해가 떠 있는 낮 동안에 일하고, 해가 지는 밤에 잠을 자는 것이 제일 바람직하지만, 현대인이 이렇게 살기란 사실상 어렵다. 그러므로 저녁 시간 때나 낮이더라도 실내에 있을 때는 조명의 밝기에 신경을 써야 한다.

어두운 곳에서 근거리만 비추는 조명은 눈을 빨리 피로하게 만든다. 연령별로도 필요한 밝기가 다른데, 20세를 기준으로 할 때 50세는 2.4배, 60세는 3.2배의 밝기가 필요하다.

지나치게 밝아서 눈이 부신 조명은 불쾌감을 주므로 피해야겠지만, 눈의 건강을 생각한다면 조명의 밝기는 실내 거주자의 나이에 맞춰서 조절해야 한다.

실내에서 일할 때는 전체적으로 조명을 밝게 하고, 그것으로도 부족하다면 탁상조명을 같이 쓰는 것이 좋다. 그리고 휴식을 취할 때는 간접조명으로 바꾸어 눈의 피로를 덜어주어야 한다.

깊은 잠을 잘 때
필요한 것들

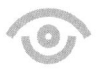

　편안하고 충분한 수면은 몸의 피로를 회복시키고 호르몬을 정상적으로 움직이게 하는 등 중요한 역할을 한다.
　눈을 포함한 온몸의 건강을 위해서라도 우리는 날마다 충분히 자야 한다. 잠자리에 들어서 잠들기 직전까지 스마트폰을 보는 사람이 매우 많은데, 이런 습관은 눈에도 좋지 않을 뿐만 아니라 수면 장애의 원인이 된다. 스마트폰에서 나오는 블루라이트의 강렬한 빛이 뇌를 각성시켜서 생체 시계를 어지럽히기 때문이다. 가능하다면 스마트폰은 잠자리에 들고 가지 말아야 한다.
　또, 수면의 질과 생체 시계의 정밀도를 높이기 위해서는 커튼을 열어 놓고 자는 습관을 들이는 것이 좋다.
　아침에 태양 빛을 받으면 멜라토닌의 분비가 억제되고, 그러면 우리 몸은 14~16시간 후에 다시 멜라토닌을 분비하기 시작한다. 다시 분비되는 이 멜라토닌이 우리의 숙면을 돕는다. 만약 커튼을 열기 어려운 환경이라면 아침에 일어나자마자 햇빛을 보는 습관을 들이도록 하자.

건조함은
눈의 적!

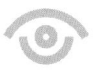

실내 건조는 안구 건강에 좋지 않다. 심하면 안구건조증의 원인이 되기도 한다. 유독 건조한 겨울철에는 가습기를 써서 실내 습도를 일정하게 유지하도록 하자.

눈과 피부에 적당한 습도는 45~55퍼센트로, 그 이하로 떨어지면 눈과 피부는 건조해지기 시작한다.

또, 난방기나 냉방기의 바람을 직접 쐬면 안구건조증 증상이 심해진다. 실내에 이런 기기를 들일 때는 바람이 인체에 직접 닿지 않는 위치에 놓아야 한다.

안과에서 처방받은 안약을 사용하자

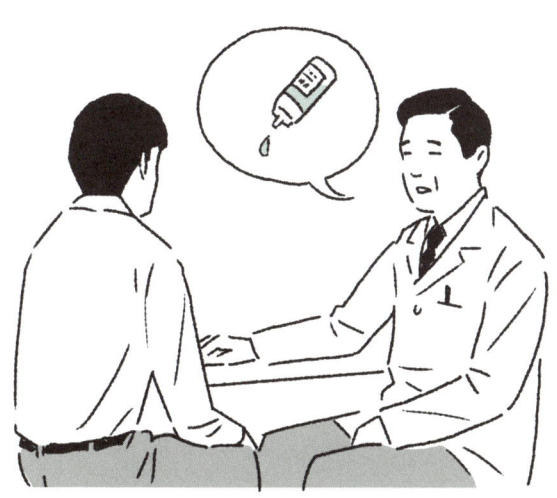

점안약은 안과의가 처방한 것을 사용해야
눈의 불편함을 효과적으로 해결할 수 있다.

방부제가 들어 있는 약은
쓰지 말자

"눈이 피로하다", "알레르기 때문에 가렵다", "자주 충혈된다" 등 이런 이유로 안약을 자주 사용하는 사람이 많다. 그런데 약국에 가보면 안약 종류가 매우 많아서 어떤 것을 골라야 할지 망설여질 정도다.

시판되는 안약을 선택할 때는 방부제가 다량으로 들어 있는 제품은 피해야 한다. 방부제는 세균이나 곰팡이의 번식을 막으려고 첨가하는데, 이 성분이 각막을 손상시킬 우려가 있기 때문이다.

흔히 염화 벤잘코늄benzalkonium chloride이나 클로로부탄올chlorobutanol, 파라벤paraben과 같은 성분이 방부제로 이용되는데, 이 중에서 특히 염화 벤잘코늄이 들어 있는 제품은 피하는 편이 좋다. 안약을 구입할 때는 제품의 성분을 꼭 확인하자.

최근에는 방부제가 들어 있지 않은 제품도 많이 나와 있다. 그런데 방부제가 들어 있지 않다는 말은 사용 기간이 그만큼 짧다는 것을 뜻한다. 이런 약을 오래 사용하거나 한참을 방치했다가 아직 내용물이 남아 있다고 눈에 넣으면 세균을 눈에 넣는 꼴이 되므로 주의해야 한다.

방부제 프리 제품에만 해당되는 이야기는 아니지만, 안약을 사용할 때는 반드시 사용 기간을 지켜야 한다. 또, 온도가 높은 장소나 햇빛이 비치는 곳에는 보관하지 말고 시원하고 어두운 곳에 보관하자.

혈관수축제가 들어 있는 약은 피하자

혈관수축제가 들어 있는 안약도 피해야 한다. 혈관수축제는 주로 '눈 충혈'에 사용하는 안약에 들어 있다. 구체적으로는 염산 나파졸린 naphazoline HCl, 염산 테트라하이드로졸린 tetrahydrozoline HCl, 염산 페닐레프린 phenylephrine HCl 등이 있으므로 안약을 구입할 때는 성분표를 확인해보자.

눈이 충혈되었을 때 혈관수축제가 들어 있는 안약을 사용하면 일시적으로 혈관이 좁아져서 출혈 증상이 나아지기는 한다. 하지만 우리 눈은 혈액으로부터 영양과 산소를 공급받아야 하므로 시간이 지나면 다시 혈관이 확장된다. 이를 반복하다 보면 점차 혈관 자체가 굵어져서 안약이 듣지 않게 된다. 결과적으로는 안약을 사용해서 오히려 충혈이 심해지게 된다.

혈관수축제는 어디까지나 임시방편일 뿐 충혈을 유발한 근본 질환을 치료하지 않는다. 눈이 자주 충혈된다면 안과에서 검사를 받은 후에 약을 처방받도록 하자.

성분 표시가
적은 것을 고르자

안약을 고를 때는 표시된 성분이 적은 것을 골라야 한다. 성분이 많이 들어 있을수록 방부제의 양도 늘어나기 때문이다.

성분이 적은 안약을 고르려면 여러 증상에 전반적으로 쓸 수 있는 제품이 아니라, '눈이 피로할 때는 비타민 B_{12}가 들어 있는 안약'과 같이 특정 증상에 대응하는 성분이 많이 들어 있는 안약을 고르는 것이 좋다.

시원한 느낌이 드는 안약 중에는 멘톨 menthol 성분이 들어 있는 제품이 많은데, 멘톨은 청량감만을 줄 뿐 증상을 개선해주지는 않는다. 게다가 멘톨이 들어 있는 안약은 대개 방부제가 들어 있어서 너무 많이 사용하면 각막을 자극하게 된다. 꼭 사용해야 한다면 적당량을 준수하자.

2방울 이상의
안약을 사용하는 것은
역효과

안약을 넣을 때는 '1회에 좌우 1방울씩'이 원칙이다.

눈이 안약이나 눈물을 머금을 수 있는 양은 약 0.03밀리리터다. 안약 1방울의 양이 약 0.05밀리리터이므로 1회에 2~3방울을 넣는 것은 아무런 의미가 없다. 오히려 흘러넘친 안약이 눈 주위를 자극하여 피부에 염증을 일으킬 우려가 있으니 조심해야 한다.

안약을 넣는 횟수는 설명서에 나와 있다. 제한된 양을 초과하여 사용하면 오히려 역효과가 나므로 사용 전에 설명서를 잘 읽어야 한다.

안약을 넣기 전에는 우선 손부터 비누로 깨끗이 씻고, 깨끗한 손으로 안약 뚜껑을 열어야 한다.

안약을 넣을 때는 아래 눈꺼풀을 살짝 아래로 당긴 후에 넣는다. 눈

중앙에서 아래쪽을 향해 점안하는 것이 요령이다. 이때 용기가 속눈썹이나 눈꺼풀에 닿지 않도록 주의한다.

    약을 넣은 후에는 눈을 잠시 감고 있어야 눈 전체로 약이 잘 퍼진다. 약을 넣자마자 깜박이는 사람이 많은데, 이렇게 하면 약이 코나 목구멍으로 흘러가 버린다. 또, 점안 직후에 눈을 비비는 행동도 좋지 않다.

COLUMN 2

눈에 좋은 차를 마시며 충전하자

눈과 건강에 도움이 되는 차가 많다. 휴식을 취할 때는 우리 몸에 좋은 차를 마셔보자.

▶ **캐모마일차** 숙면과 긴장 완화를 도우며 백내장 예방에 효과가 있다고 알려져 있다. 캐모마일에 들어 있는 카마줄렌chamazulene이라는 성분은 항염증 작용을 하고, 카마멜로사이드chamameloside라는 성분은 항상화 작용을 하여 당뇨 합병증의 위험을 낮출 수 있다.

▶ **녹차** 녹차에 들어 있는 카테킨catechin은 강한 항산화 작용을 하여 노화를 예방해준다. 또, 눈의 부종이나 피로를 풀어주는 효과도 있다.

▶ **국화차** 국화 꽃을 말린 차. 예부터 중국에서는 눈의 피로를 풀어주는 차로 불렸다. 눈의 염증을 억제하는 크리산테논chrysanthenone, 각막과 망막을 건강하게 유지하는 데 도움이 되는 비타민 A가 많이 들어 있다. 안정피로를 풀어주는 효과도 있으므로 컴퓨터나 스마트폰으로 눈을 혹사하는 사람에게 알맞다.

▶ **목약나무차** 이름부터 '눈의 약目薬'이라 부르는 목약나무의 잎을 달인 차다. 일본에서는 예부터 눈을 치료하는 민간약으로 마셨고, 침침한 눈이나 안정피로에 효과가 있다.

PART 3

몸 바깥쪽에서부터 눈을 좋게 하자

Eyes Care

Eyes Care

눈이 피로할 때는
온찜질하기

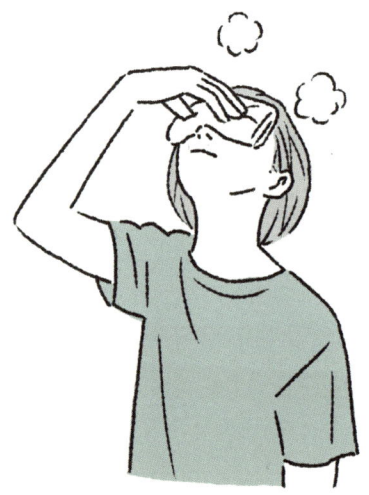

따뜻한 수건으로 온찜질하기

❶ 물에 적신 수건을 꼭 짠다.
❷ 전자레인지에 1분간 가열한다.
❸ 수건을 펼쳐서 화상을 입지 않을 정도의 온도인지 확인한다.
❹ 수건을 잘 접어서 눈 위에 올린다.

수건의 온기가 식으면 전자레인지로 다시 데워서 사용한다.
전자레인지가 없을 때는 시판되는 온열 아이마스크를 사용해도 된다.

보습 효과가 뛰어난 스킨케어 제품을 이용하자

나이가 들면 눈이 작아 보이고 푹 꺼져 보인다. 이런 증상에는 여러 원인이 복합적으로 연관되어 있다.

일상생활에서 쉽게 할 수 있는 예방책으로는 우선 눈 주위를 비비거나 잡아당기지 않는 것이다. 마찰은 눈꺼풀이 늘어나는 원인이 되기 때문이다. 또, 피부 보습에도 신경 써야 한다. 피부가 건조하면 눈 주위의 노화가 촉진되고, 노화가 진행될수록 피부가 탄력을 잃어 눈 주위가 푹 꺼진다.

세안 후에만 화장수를 바르는 것보다 하루에 여러 차례에 걸쳐 기초제품을 발라주는 것이 더 효과가 크다. 사용하는 화장품도 이왕이면 히알루론산이나 콜라겐과 같은 보습 성분이 많이 들어 있는 제품으로 고르자.

화장품을 바를 때는 대충 바르지 말고 피부에 확실하게 스며들도록 꼼꼼하게 잘 눌러서 발라야 한다.

비타민C 유도체가 들어 있는 제품이나 올리고펩티드oligopeptide가 함유된 제품은 미용 효과와 더불어 보습, 주름 완화에 효과가 있다고 알려져 있다.

단, 어떤 성분이 좋다고 해서 무조건 사용하는 것은 금물이다. 자기 피부에 잘 맞는 제품을 골라서 꾸준히 사용해야 효과를 볼 수 있다.

온찜질로 눈의 피로를 풀어주자

자는 동안에 눈꺼풀이 퉁퉁 붓는 사람이 있다. 이 붓기를 방치하면 눈꺼풀이 늘어질 수 있다.

또한, 장시간 컴퓨터나 스마트폰으로 작업해 눈이 지쳐서 따끔거리고 시큰거리면 눈을 따뜻하게 해서 피로를 풀어주는 것이 중요하다.

방법은 간단하다. 수건을 적셔서 물기를 꼭 짠 뒤에 전자레인지에 데워서 눈에 올려두면 된다. 이렇게 온찜질을 하면 눈과 눈 주위에 혈액순환이 촉진되어 노폐물이 배출되고 피부의 신진대사도 원활해져서 눈이 기운을 되찾는 데 도움이 된다.

또, 안구건조증의 원인이 되는 마이봄샘의 기능장애도 해소할 수 있고, 눈의 피로, 초기 노안, 침침한 눈에도 효과가 좋다.

눈의 충혈이나 염증에는 온찜질보다 냉찜질이 좋다. 냉찜질을 하면 혈관과 근육이 수축하면서 본래의 상태로 되돌아가려고 하는 자기 조절 기능이 회복된다. 그밖에 햇볕에 탄 피부나, 알레르기성 부종과 가려움의 일시적 완화, 상처의 통증에도 냉찜질이 효과적이다. 단, 이 효과는 일시적이므로 습관적으로 냉찜질을 하는 것은 좋지 않다.

냉찜질을 할 때는 물에 적신 수건을 꼭 짜서 냉장고나 냉동고에서 넣어 차갑게 만든 후에 눈에 올리면 된다. 시간을 절약하고 싶을 때는 얼음물에 수건을 담그거나 냉동고의 급속 냉동 기능을 활용하면 된다.

짙은 눈 화장이 눈의 노화를 촉진하다

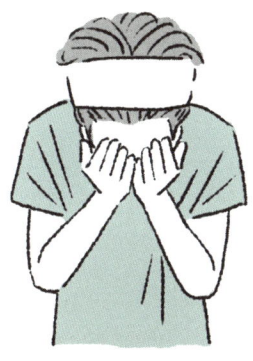

북북 씻자!

깨끗이 씻겠다고 '박박 비벼 씻으면' 눈에는 오히려 역효과!

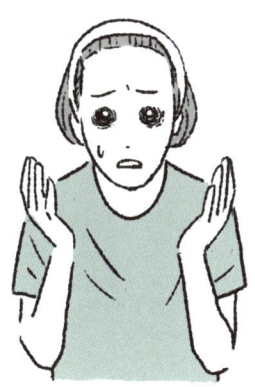

판다 됐네!

진한 눈 화장이
안구건조증의
원인이 되기도 한다

얼굴에 대한 인상은 눈 주위가 좌우한다고 해도 과언이 아니다. 그래서 예뻐 보이려고 눈 화장에 공을 들이는 사람이 적지 않다.

그러나 공들여서 하는 눈 화장이 오히려 눈 건강을 해치기도 한다. 눈 화장을 진하게 하면 속눈썹 주변의 마이봄샘이 막힐 수 있기 때문이다.

마이봄샘이란 눈꺼풀의 가장자리, 속눈썹 부위에 있는 분비샘을 말한다. 이곳에서 분비되는 기름 성분이 안구 표면을 덮어 눈물의 증발을 막는다. 마이봄샘이 막히면 기름 성분이 잘 분비되지 못해서 눈물이 빨리 증발하는데, 이것이 안구건조증의 원인이 된다.

안 그래도 노화로 마이봄샘의 기능이 떨어지고 있는데 여기에 눈 화장으로 마이봄샘의 출구까지 막아버리면 눈은 점점 더 건조해질 수밖에 없다. 심하면 마이봄샘에 염증을 일으키기도 한다.

최근에는 잘 지워지지 않는 고기능성 화장품이 많이 나와 있다. 이 화장품을 쓰면 화장하기에는 편할 수 있어도 눈에 부담이 더 커진 셈이니 주의해야 한다.

눈 화장을 지울 때는
아기 피부 다루듯이

눈 화장은 마이봄샘에만 문제를 일으키는 것이 아니다. 진한 눈 화장을 즐기는 사람들의 눈을 들여다보면 마스카라, 아이라인, 아이섀도 가루가 눈 주위에 묻어있거나 가루가 떨어진 모습을 볼 수 있다. 이 상태를 오래 유지하면 눈 표면에 염증이 일어나 눈이 충혈되고, 흰자위 표면에 물이 고이는 결막부종에 걸릴 수 있다.

또, 진한 눈 화장을 오랫동안 즐기면 눈꺼풀의 피부에도 커다란 부담이 생겨 눈꺼풀 피부가 쭈글쭈글해지거나 염증으로 인해 좁쌀알 같은 것들이 돋아나기도 한다. 예뻐지려고 공을 들여서 눈 화장을 했건만 결과가 이렇다면 다시 생각해봐야 할 일이다.

눈 화장을 한 후에는 깨끗이 지워야 한다. 그런데 과도하게 화장을 한 만큼 어지간한 힘을 주지 않는 이상은 잘 지워지지 않는다.

안타깝게도 눈 주위의 피부는 다른 피부의 3분의 1 정도로 얇다. 아기 피부 다루듯이 아주 조심스럽게 만져야 하는데 화장을 지우겠다고 벅벅 문지르면 그 자극 때문에 피부가 빨리 늙는다. 주름도 많아지고 눈꺼풀의 처짐도 가속화된다. 게다가 화장을 지우는 클렌징 제품에는 계면활성제가 들어 있는 것이 많아 이것도 피부에 부담을 준다.

이런 사실을 생각해보면 제일 좋은 건 따뜻한 물만으로도 잘 지워지는 자연스러운 옅은 화장이다. 만약 화장이 불가피하다면 최대한 자극이 가해지지 않도록 주의하고, 화장을 지울 때도 아기 피부 다루듯 살살 지워야 한다. 그리고 휴일에는 화장을 하지 않고 눈의 피로를 풀어주는 것이 좋다.

속눈썹 연장술은
눈에 엄청난 부담

일회용 인조 속눈썹, 속눈썹 파마, 과도한 마스카라 사용, 속눈썹 연장술 등으로 꾸미는 것을 좋아하는 사람이 많다. 그런데 눈 건강을 생각한다면 이런 것들은 모두 바람직하지 않다.

본래 속눈썹은 나이가 들면서 빠지기 마련이다. 그런 속눈썹에 인조 속눈썹을 붙이고 파마를 하면 속눈썹이 더 빨리 빠진다.

또, 인조 속눈썹이 빠져서 눈에 들어가는 바람에 안구에 상처를 입은 사람도 많고, 속눈썹 연장술에 쓰이는 접착제 때문에 눈이 불편하다고 호소하는 사람도 많다.

속눈썹 파마를 할 바에는 속눈썹에 영양을 공급하는 눈가 전용 미용액을 바르는 편이 훨씬 낫다. 미용액에도 종류가 많으니 속눈썹을 관리하고 싶다면 속눈썹 연장술이나 파마를 하기보다 자기 피부에 맞는 미용액을 구입하여 꾸준히 바르자.

눈을 너무
자주 씻는 것도 문제

작은 컵 안에 세정제를 넣고 그 안에 눈을 대고 깜박이며 이물질을 씻어내는 눈 세정제가 있다. 만약 이런 제품을 쓰고 싶다면 얼굴을 깨끗이 씻은 후에 사용해야 한다. 화장을 지우지 않은 상태로 눈 세정제를 쓰면 마스카라나 아이섀도 등의 오염 물질이 한순간에 눈 안으로 밀려 들어간다.

본래 우리 눈은 빈번하게 씻어야 하는 부위가 아니다. 지나치게 자주 씻으면 눈을 보호하는 점액층까지 씻겨나가 오히려 해롭다. 게다가 세정제에 들어 있는 방부제가 눈에 많이 닿으면 염증이나 충혈을 일으킬 수도 있다. 눈을 깨끗이 하려고 사용하는 세정제가 오히려 독이 된다.

세정제 대신에 깨끗한 수돗물로 씻으면 괜찮을까?

사실, 이것도 좋은 방법이 아니다. 수돗물에는 눈을 손상시키는 염소가 들어 있어 수압이 강한 물로 씻으면 눈에 통증을 유발한다.

기본적으로 눈의 오염은 눈물을 흘려서 내보내거나 방부제가 들어 있지 않은 안구건조증 전용 안약으로 씻어내는 것이 제일 좋다.

Eyes Care

자외선을 피하려면 선글라스가 필수!

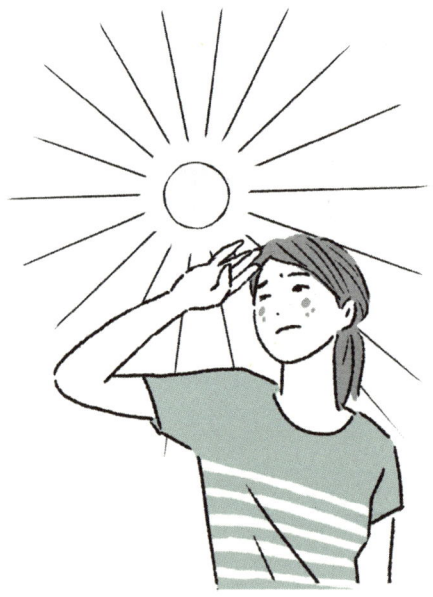

눈에 들어온 자외선이 피부에
기미를 만들고 노안을 촉진한다.

피부에도
좋지 않은 자외선

　태양광선은 크게 자외선, 가시광선, 적외선으로 나뉜다. 이 중에서 우리 몸의 노화에 가장 크게 작용하는 것이 바로 자외선이다. 자외선을 오랫동안 쬐면 피부가 늘어지고 기미나 주름이 생기는데, 이를 광노화라고 부른다.

　자외선은 파장 길이에 따라 A파, B파, C파로 나뉜다. 파장이 제일 짧은 C파는 오존층에 흡수되므로 우리가 지상에서 쬐는 자외선은 A파와 B파다.

　일광욕을 할 때 우리 피부를 따끔거릴 정도로 빨갛게 태우는 것이 자외선 B파다. 멜라닌 조직의 생성을 촉진하여 기미나 주근깨와 같은 색소 침착을 일으키고, 피부 세포를 손상시켜서 피부암의 원인이 된다. 단, B파는 지상에 도달하는 양이 전체 자외선의 10퍼센트 정도로 적고,

파장이 짧아서 창문을 통과하지 못한다.

　이에 비해 A파는 피부를 검게 그을리거나 피부에 급격한 변화를 일으키지는 않는다. 그래서 영향이 적은 것처럼 보이지만, 파장이 길어서 피부 깊이 침투하여 주름과 피부 노화의 원인이 된다. 게다가 A파는 B파보다 20배나 많이 지상에 도달하고, 파장이 길어서 창문이나 구름도 통과한다. 날이 흐리거나 실내에 있다고 안심할 수는 없다. 눈가의 피부를 젊게 유지하고 싶다면 자외선 A파와 B파를 모두 막아야 한다.

자외선,
어떻게 막을까?

 이미 많은 사람이 자외선을 막기 위해 긴 소매 옷을 입거나 양산을 쓰기도 하고 자외선 방지 크림을 바르기도 한다. 그런데 사람들은 피부에만 신경 쓰지 눈에는 신경 쓰지 않는다. 눈으로 들어온 자외선을 신경 써야 하는 이유는 자외선이 피부에도 영향을 끼치기 때문이다.

 쥐를 이용한 실험을 보면, 눈으로 들어온 자외선은 멜라닌 색소의 양을 늘려 피부를 검게 만들고 피부 노화를 촉진한다고 한다. 피부에 닿는 자외선만 막고 눈으로 들어오는 자외선을 방치하는 것은 여러 가지 노력을 물거품으로 만드는 일이다.

 자외선으로부터 눈을 보호하려면 선글라스를 착용해야 한다. 선글라스는 자외선이 차단되는 제품을 고르자. 근시용 안경이나 콘택트렌즈를 사용할 때도 자외선 차단 기능이 있는 상품을 고르는 편이 좋다. 단, 콘택트렌즈는 검은자위만 보호되므로 자외선 차단 선글라스를 함께 쓰면 더욱 좋다. 여기에 양산이나 모자까지 활용하면 자외선 걱정은 크게 하지 않아도 된다.

자외선이 일으키는
눈 질환

자외선은 피부뿐만 아니라 눈에도 좋지 않은 영향을 준다.

❶ 눈의 노화를 촉진한다

일본 카네자와 의과대학의 사사키 히로시 교수가 이끄는 연구팀은 역학조사를 통해 자외선이 눈의 노화로 이어진다는 사실을 밝혀냈다.

태양광에서 쏟아지는 자외선의 양이 일본의 2배에 달하는 탄자니아에서는 아이들이 눈을 통해 받는 자외선의 양이 일본 아이들에 비해 3배 이상 많았고, 그 결과 검열반(瞼裂斑, 결막의 일부가 변성이 생겨 노랗고 볼록하게 튀어오르는 질환—역자 주)에 걸린 아이의 수가 일본에 비해 4배 이상 많았다고 한다. 또, 40대가 되면 10명 중 1명꼴로 시력이 급격히 떨어졌고, 50대 이상의 중·고령자가 되면 실명하거나 시력이 극단적으로 저하되는 경우가 많았다고 한다.

흔히 아프리카 사람은 시력이 좋다고 알려졌지만, 이것은 어디까지나 어릴 때의 이야기다. 이 역학조사의 결과를 살펴보면 성인이 된 후에는 오히려 일본인의 시력이 더 좋음을 알 수 있다.

❷ 백내장 위험이 커진다

자외선을 많이 쬐면 백내장 발생률이 높아진다. 한 역학 조사에 따르면, 자외선이 많은 적도 부근의 주민은 자외선이 적은 북반구의 주민에 비해 백내장에 걸리는 나이가 20년 정도 빠르다고 한다. 또한, 앞서 언급한 사사키 히로시 교수의 조사에 따르면, 오키나와현沖縄県 주민이 이시카와현石川県 주민보다 이른 나이에 백내장에 걸렸다고 한다.

❸ 각막염을 일으킨다

눈에 대량의 자외선이 집중적으로 쏟아지면 검은자위의 표면이 상처를 입어 염증을 일으킨다. 이를 '자외선 각막염'이라고 부르는데, 스키장 등에서 하얀 눈에 반사되어 일어나는 설맹雪盲도 자외선 각막염의 일종이다.

또, 각막염 이외에도 결막이 각막을 덮는 익상편翼狀片, 눈 백태이 발병하기 쉬워진다.

Eyes Care

'다크서클'을 줄이는 세 가지 대책

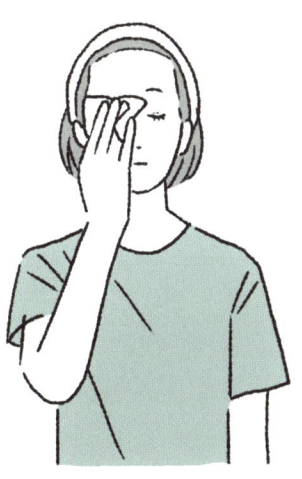

다크서클은 화장을 지우는 거친 손길 때문에 생긴다.
화장을 지울 때는 화장 솜을 눈가에 약 30초 동안 올려놓은 후
부드럽게 문지르며 지우는 것이 좋다.

다크 서클에는
세 가지 유형이 있다

PART 1 에서 눈은 온몸의 건강 상태를 나타낸다고 했다. 그중에서도 몸의 피로는 눈에 바로 드러나는데, 이는 모든 사람이 일상적으로 느끼는 점일 것이다. 가장 알기 쉬운 예가 '다크서클'이다.

다크서클이 쉽게 생긴다거나 화장으로도 다크서클이 잘 가려지지 않는다고 고민하는 사람이 많다. 이 다크서클은 색깔에 따라서 '파란색', '갈색', '검은색'의 세 가지 유형으로 나뉘는데, 각각 생기는 이유가 다르다.

❶ 스마트폰 과다 사용으로 나타나는 파란색 다크서클

혈액 순환 장애 때문에 일어나는 다크서클이다. 혈액이 잘 순환되지 못해 혈액 속의 산소가 부족해지면 혈액이 검은색을 띠게 된다. 그것이 피부 밖으로 비쳐 보이는 것이 바로 파란색 다크서클이다.

파란색 다크서클은 컴퓨터나 스마트폰을 지나치게 많이 사용하거나 며칠 동안 수면 부족이 이어질 때 나타나기 쉽다. 온찜질 등으로 눈 주위를 따뜻하게 해주면 혈액 순환이 촉진되어 좋은 효과를 볼 수 있다.

❷ 강한 자극으로 생기는 갈색 다크서클

갈색 다크서클은 색소 침착이 주요 원인이다. 눈을 세게 비비거나, 자극이 강한 화장을 오랫동안 하거나, 자외선, 건조함의 영향으로 발생하기도 한다.

갈색 다크서클이 생겼다면 눈 주위는 되도록 문지르지 말고, 자기 피부에 맞는 보습용품이나 미백용품을 사용하는 것이 좋다. 자외선을 차단하는 것도 중요하다.

눈꺼풀이나 눈 주위를 문지르면 눈꺼풀의 힘줄, 즉 피부 내부의 탄성 섬유라고도 부르는 엘라스틴elastin이 상처를 입어서 눈꺼풀이 아래로 처지는 안검하수가 나타날 수 있다.

❸ 피부 노화로 생기는 검은색 다크서클

피부가 처져서 눈 아래에 그림자가 진 상태다. 피부에 탄력이 떨어지는 원인은 노화다.

눈에 힘을 주어 떴다 감았다 하는 동작을 반복하는 트레이닝을 하면 눈의 초점을 조절하는 모양체근의 긴장을 풀어줄 수 있고, 눈 주위에 있는 안륜근을 단련할 수 있다. 이렇게 하면 검은색 다크서클이 사라질 뿐만 아니라 안륜근의 노화로 생기는, 눈 밑에 불룩하게 튀어나오는 지방도 없앨 수 있다.

콘택트렌즈를 사용할 때 주의할 점

눈꺼풀이 아래로 처지는 안검하수는 콘택트렌즈를 넣고 빼는 동작으로도 생길 수 있다. 특히, 렌즈를 뺄 때 눈꺼풀을 세게 잡아당기면 눈꺼풀을 들어 올리는 근육 중 하나인 뮬러근muller's muscle 에 부담이 간다.

콘택트렌즈를 뺄 때 위 눈꺼풀은 만지지 말고, 아래 눈꺼풀을 가볍게 잡고 시선을 올린 상태로 렌즈를 빼내야 한다. 흰자위 부분에서 렌즈를 빼야 검은자위의 염증을 예방할 수 있다.

눈 트레이닝의
해답과 해설

▶ 6쪽
눈으로 전체를 파악하는 능력, 눈으로 글자를 파악하는 능력을 단련할 수 있습니다.

▶ 8쪽
네 군데
눈으로 본 사물을 뇌에서 구성하여 이해하는 능력을 단련할 수 있습니다.

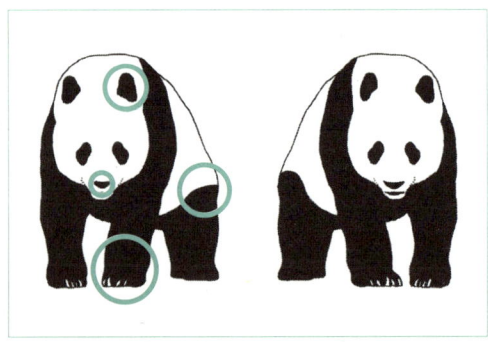

▶ 10쪽
전체에서 부분으로 시선을 움직이게 되므로 뇌와 눈의 근육을 단련할 수 있습니다.

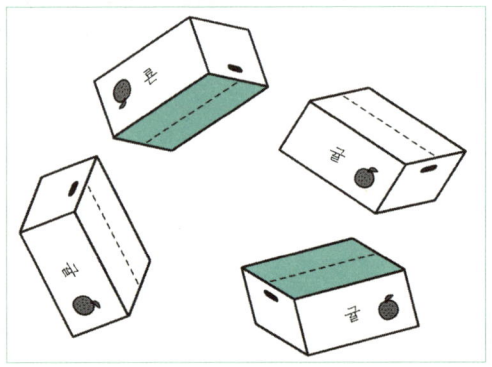

▶ 12쪽

전체에서 부분으로 시선을 움직이게 되므로 뇌와 눈의 근육을 단련할 수 있습니다.

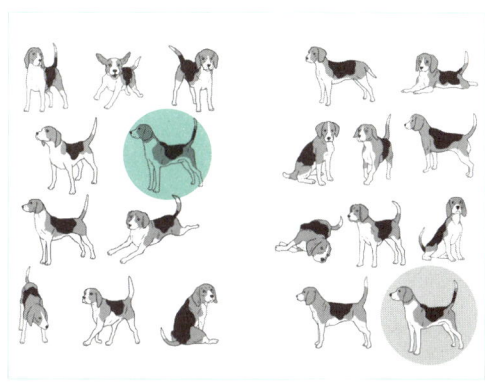

▶ 14쪽
네 군데

눈으로 본 사물을 뇌에서 구성하여 이해하는 능력을 단련할 수 있습니다. 색에 대한 감각이 약한 사람은 보기 힘들 수도 있습니다.

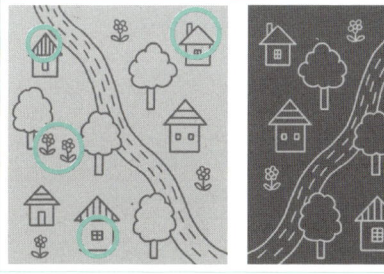

▶ 16쪽

❷번 화살

뒤섞여 있는 정보(그림)에서 적절한 정보(그림)를 찾아내는 트레이닝으로, 눈과 뇌를 자극할 수 있습니다.

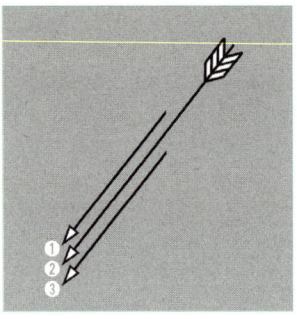

▶ 17쪽

뒤섞여 있는 정보(그림)에서 적절한 정보(그림)를 찾아내는 트레이닝으로, 눈과 뇌를 자극할 수 있습니다.

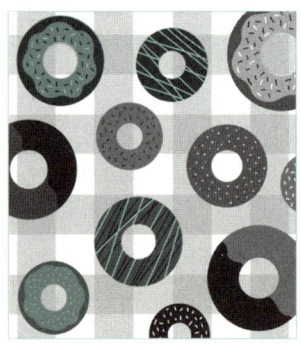

▶ 18쪽

차례대로 색깔을 바라봄으로써 색채 감각을 단련할 수 있습니다.

▶ 20쪽

전체에서 부분으로 시선을 움직이게 되므로 뇌와 눈의 근육을 단련할 수 있습니다.

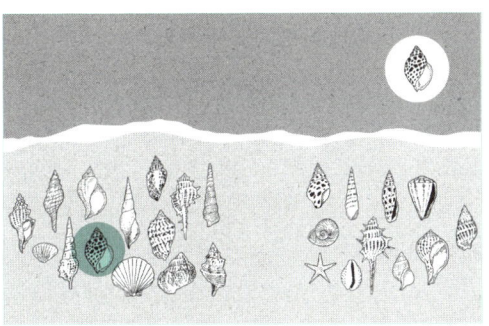

▶ 22쪽

새원 앞쪽에 있는 고양이

배경이나 주변 영향을 받으면 사물의 크기가 달라 보입니다. 뇌는 풍경이나 경험을 통해 시각 정보를 판단하고 처리합니다.

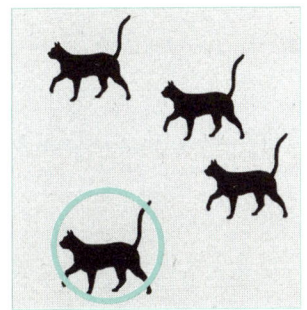

▶ 23쪽

히비노 사와코

정보(그림)가 누락되어도 뇌가 이미지를 보완합니다. 뇌내 시력을 단련하는 트레이닝입니다.

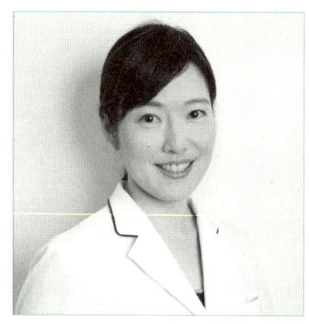

▶ 24쪽

열세 마리

뒤섞여 있는 정보(그림)에서 적절한 정보(그림)를 찾아내는 트레이닝으로, 눈과 뇌를 자극할 수 있습니다.

▶ 25쪽

23개

눈으로 세밀한 부분을 판별해내는 능력을 기를 수 있습니다.

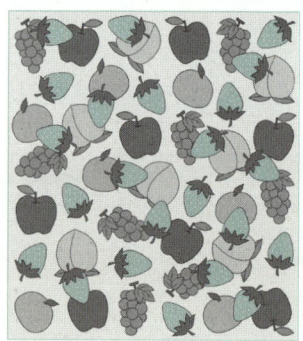

▶ 26쪽

치타, 올빼미, 여우, 사자, 늑대.

뒤섞여 있는 정보(그림)에서 적절한 정보(그림)를 찾아내는 트레이닝으로, 눈과 뇌를 자극할 수 있습니다.

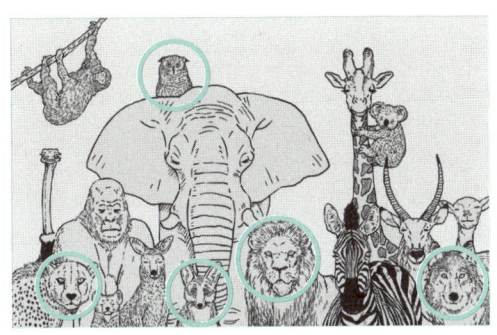

▶ 28, 29, 30쪽

눈으로 전체를 파악하는 능력, 눈으로 글자를 파악하는 능력을 단련할 수 있습니다.

▶ 32쪽

3, 7.

물의 흐름이 마음을 편안하게 합니다. 부교감신경의 기능을 촉진하여 모양체근의 응고를 풀어줍니다. 소리와 냄새까지 상상하면 오감을 자극할 수 있습니다.

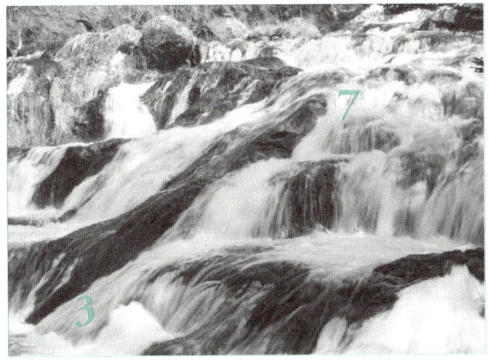

▶ 34쪽

부드럽게 눈을 움직임과 동시에 이름과 모양을 인식하게 함으로써 뇌를 자극합니다.

▶ 36쪽

▶ 38쪽
두 개의 크기가 똑같습니다.
배경이나 눈에 영향을 받으면 사물의 크기가 달라 보입니다. 뇌는 풍경이나 경험을 통해 시각 정보를 판단하고 처리합니다.

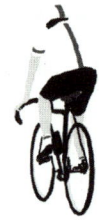 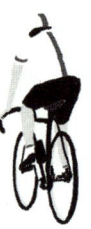

▶ 40쪽
전체에서 부분으로 시선을 움직이게 되므로 뇌와 눈의 근육을 단련할 수 있습니다.

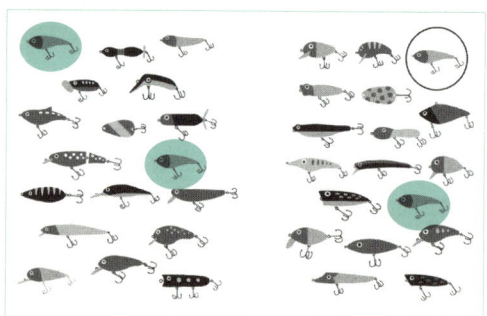

▶ 42쪽
눈으로 본 사물을 뇌에서 적절하게 구성해내는 시공간 인지 능력이 단련됩니다.

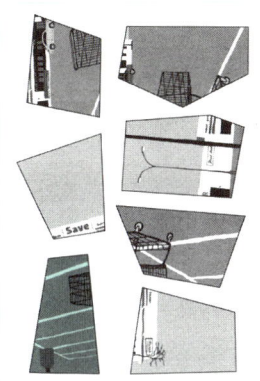

▶ 44쪽
오른쪽 아래 숟가락
사물을 판별할 때 상하좌우를 이해하는 능력이 길러집니다.

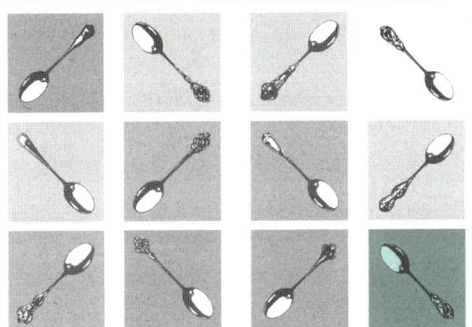

▶ 46, 48쪽
눈을 부드럽게 움직이는 능력을 기를 수 있습니다.

▶ 50쪽
눈으로 전체 모습을 파악하는 동안 뇌가 자극됩니다.

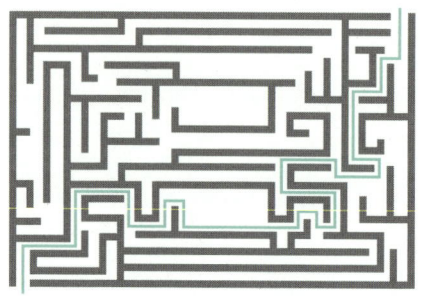

▶ 52쪽
편안하게 안정을 취할 수 있는 그림(화상)을 보면 부교감신경이 자극되어 굳어 있는 모양체근을 풀어줄 수 있습니다.

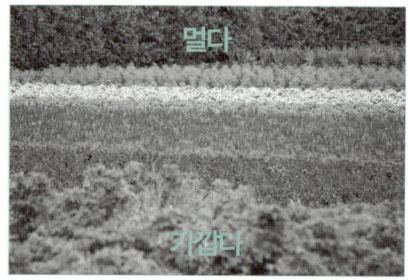

▶ 55쪽
편안하게 안정을 취할 수 있는 그림(화상)을 보면 부교감신경이 자극되어 굳어 있는 모양체근을 풀어줄 수 있습니다.

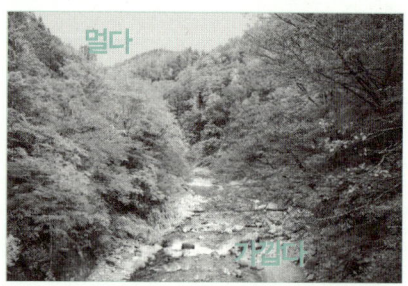

근거리 시력표

근거리 시력표를 눈에서 약 40센티미터 떨어뜨린 후 한쪽 눈을 가리고, 좌우 각각의 눈이 어느 정도까지 보이는지 확인합니다. 0.4 단계가 잘 보이지 않는다면 시력이 많이 저하된 상태입니다. 눈 트레이닝을 일정 기간 반복한 후에 시력에 변화가 있는지 확인하세요.

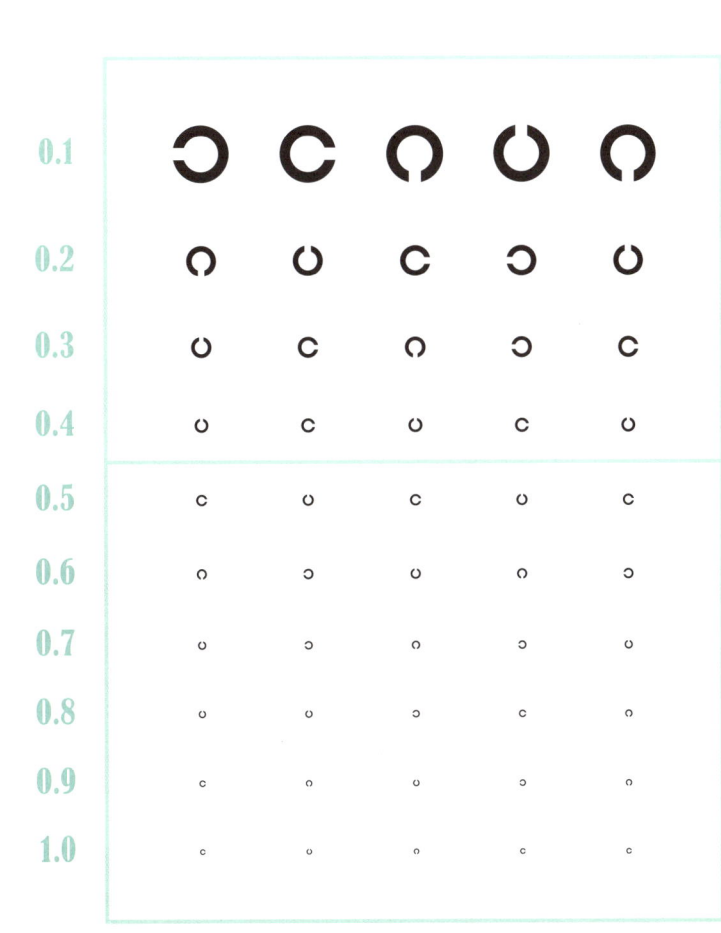

**보기만 해도
눈이 좋아진다**

지은이	허비노 사와코
감수	히라마쓰 루이
옮긴이	김현영
발행처	시간과공간사
발행인	최석두
신고번호	제2015-000085호
신고연월일	2009년 12월 01일
초판 1쇄 발행	2018년 03월 09일
초판 2쇄 발행	2018년 04월 05일
우편번호	10594
주소	경기도 고양시 덕양구 통일로 140(동산동 376) 삼송테크노밸리 A동 351호
전화번호	(02)325-8144(代)
팩스번호	(02)325-8143
이메일	pyongdan@daum.net

값 16,000원

ISBN 978-89-7142-993-8 (13510)

ⓒ시간과공간사, 2018, Printed in Korea

※잘못된 책은 구입하신 곳에서 바꾸어 드립니다.

이 도서의 국립중앙도서관 출판예정도서목록(CIP)은 서지정보유통지원시스템 홈페이지(seoji.nl.go.kr/kolisnet)에서 이용하실 수 있습니다.
(CIP 제어번호: CIP2018001506)

※저작권법에 의하여 저작권자 및 출판사 허락 없이 무단 전재 및 복재, 인용을 금합니다.